ÉTUDES

SUR LES

EAUX MINÉRALES D'ENGHIEN.

Paris. — Imprimerie d'Ad. BLONDEAU, rue du Petit-Carreau, 32.

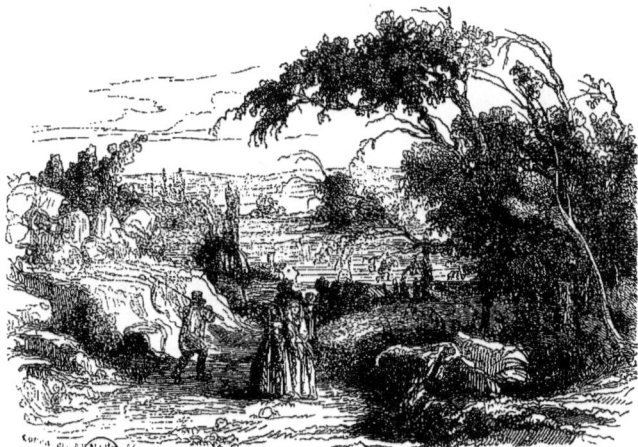

(Vue prise des Champeaux. (Forêt de Montmorency.)

ÉTUDES

Sur les Propriétés physiques, chimiques et médicinales

DES

EAUX MINÉRALES D'ENGHIEN

(Seine–et-Oise)

PAR PIERRE BOULAND,

DOCTEUR EN MÉDECINE DE LA FACULTÉ DE PARIS: MÉDECIN-INSPECTEUR DE CES

EAUX, MEMBRE DE L'OEUVRE DES PUBLICISTES CHRÉTIENS.

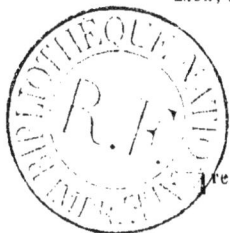

1re SÉRIE : GÉNÉRALITÉS.

PARIS.

CHEZ E. DENTU, LIBRAIRE, PALAIS-NATIONAL,

13, GALERIE D'ORLÉANS.

ET CHEZ L'AUTEUR, 23, RUE DES BAINS, A ENGHIEN.

1850.

A. Monsieur

le Docteur Rayer,

MEMBRE DE L'INSTITUT,

De l'Académie nationale de Médecine, Officier de la légion d'Honneur, etc., etc., etc.

Lorsque la mort subite de mon père me laissa sans appui, vous avez bien voulu être pour moi un guide plein de bonté et d'indulgence.

Je remplis un devoir sacré de reconnaissance en vous offrant ces premiers essais; puissiez-vous ne pas les trouver indignes des leçons que vous m'avez données.

Votre très-humble

et très-respectueux serviteur,

Dr BOULAND.

PRÉFACE.

Des pertes douloureuses et une maladie grave m'ont empêché de publier plus tôt ces *Études*[1]. Elles sont destinées à éclairer les personnes qui fréquentent les eaux d'Enghien, sur les précautions à prendre pour retirer avantage de leur emploi, et surtout pour éviter les accidents qui pourraient résulter de leur usage intempestif.

J'ai toujours été péniblement impressionné de voir que, par insouciance ou par légèreté, beaucoup de malades ne tiraient aucun profit de leur séjour aux eaux minérales. La santé est cependant chose assez importante pour qu'on se donne la peine d'apporter à sa recherche un peu de discernement et de bon sens.

---

[1] Que mon excellent confrère et ami le Dʳ Martin de Deuil me permette de lui offrir un témoignage public de ma reconnaissance. Mon cœur conservera un vivant souvenir des soins qu'il a prodigués à ceux qui m'étaient chers, et des consolations qu'il n'a cessé de me donner au milieu des épreuves que Dieu m'a envoyées.

Il n'est pas aussi facile qu'on le croit généralement d'appliquer les eaux minérales aux différentes maladies chroniques qu'elles peuvent soulager. Cette question a fait l'objet des études de toute ma vie, et j'avoue humblement qu'un très-grand nombre de points me paraissent encore obscurs. C'est une raison pour travailler sans relâche et pour faire connaître les résultats à mesure qu'ils seront obtenus. Les malades sont intéressés à ce que cette marche soit suivie avec persévérance.

Ma conduite vis à vis des malades a été l'objet de vives critiques ; on n'a pu comprendre les motifs qui me faisaient déclarer les doutes de mon esprit ; on a souri quand j'ai avoué mon insuffisance ; cette manière de faire a même compromis mes intérêts. Mais ce ne sera pas pour moi une raison de changer. Le médecin doit toujours la vérité à celui qui le consulte ; s'il ne sait pas, qu'il le déclare ; le malade y gagnera, au moins, le temps qu'il aurait perdu entre ses mains.

SECTION PREMIÈRE.

ENGHIEN-LES-BAINS.

Le village d'Enghien-les-Bains, distant de Paris de 12 kilomètres, à quelques secondes à l'est du méridien de cette ville, et à 49 degrés de latitude septentrionale, est situé dans la vallée de Montmorency, si calme, si riante, si justement célèbre. Il s'étend, du nord au sud, de l'ancienne route de Pontoise à l'avenue de Saint-Gratien, et de l'est à l'ouest, du village d'Ormesson à celui de Saint-Gratien.

Le lac, qui forme avec l'établissement thermal sa principale richesse, occupe l'extrémité sud-ouest de son territoire, et le débarcadère du chemin de fer du Nord, occupe son extrémité nord.

Composé, dans l'origine, de quelques habitations, la retraite de Talma, un moulin et deux ou trois hôtels,

ce village a pris un développement considérable depuis 1836, époque à laquelle mon père a commencé
à relever l'établissement des bains, presque abandonné.

Aujourd'hui, on compte plus de 50 maisons propres, commodes, élégantes, dont l'ensemble présente
un caractère particulier que l'on chercherait vainement
ailleurs. Les habitants, secondés par l'administration
des bains, ont fait de louables efforts pour exécuter
les améliorations devenues nécessaires. Une circonstance particulière a toujours paralysé les meilleures
intentions. Le territoire d'Enghien se trouve situé
sur la limite de deux départements (Seine et Seine-
et-Oise), et de quatre communes (Deuil, Epinay,
Saint-Gratien, Soisy). Cette position extrême est des
plus préjudiciables aux intérêts publics et privés.
Les travaux d'utilité générale ne s'exécutent pas;
les affaires les plus simples nécessitent des déplacements incommodes. La grand'rue, route départemen-
tale, assez mal pavée, atteste la parcimonie des
ponts-et-chaussées. Enghien cependant est, pour le
département de Seine-et-Oise surtout, une source de
richesses qu'apprécie à sa juste valeur la préfecture de
Versailles. Espérons que nos vœux seront enfin exau-
cés, et que, constitués en commune, nous pourrons,
par une administration intelligente, utiliser des forces
restées si longtemps impuissantes.

Le lac, qui donne à Enghien un attrait singulier,
est une nappe d'eau limpide, ordinairement calme,
d'une longueur d'environ 1,000 mètres, du sud au

nord, d'une largeur moyenne de 500 mètres et d'une superficie de 35 hectares (104 arpents). Sa profondeur varie de 1 à 4 mètres au temps des basses eaux ; son niveau s'élève de 0,70 c. pendant les crues extraordinaires. Il est encaissé par un revêtement en pierre de taille de 300 mètres de long, par des bordages en madriers de chêne, et, dans quelques parties seulement, par des fascines. Ses rives, autrefois désertes, sont aujourd'hui couvertes de maisons de campagne pittoresques. On se croirait en Suisse, si le calme des lieux, la tranquillité du paysage ne ramenaient l'esprit vers une nature moins tourmentée ; si, à l'horizon, au lieu de glaciers, ne se déroulaient en amphithéâtre les charmants coteaux d'Andilly, de Montmorency, de Sannois.

Et pourtant, ce lac, l'ornement du pays, ce lac, qu'on ne peut se lasser d'admirer, est devenu une cause de reproches, d'injustes méfiances qui, propagées dans le public, n'ont pas peu contribué à entretenir la défaveur jetée sur les eaux d'Enghien.

Aujourd'hui, l'esprit d'examen, s'appuyant sur des cures incontestables et sur les témoignages des praticiens les plus recommandables, a fait bon marché de l'erreur. Mais les préjugés sont longs et difficiles à déraciner. Aussi croyons-nous devoir nous arrêter quelques instants à les combattre.

On a d'abord prétendu qu'Enghien-les Bains était très-humide ; en second lieu, que de ce lac, ou de cet *étang*, comme on affectait de le dire, s'exhalaient des effluves malsaines qui rendaient ses bords dangereux

à habiter. C'était, on le voit, à entourer cette localité
d'un cordon sanitaire pour arrêter l'imprudent qui se
serait laissé prendre à ses charmes. Sans doute il faut
reconnaître que l'air passant sur une nappe de cette
étendue, entraîne de la vapeur d'eau, qui donne une
certaine fraîcheur à l'atmosphère, sensible surtout à
la fin des journées chaudes ; mais Enghien-les-Bains,
abrité des vents du nord par la haute barrière des
Champeaux, et de ceux du sud-ouest par les buttes
d'Orgemont et de Sannois, ne reçoit que les vents
d'est et d'ouest, direction qui permet le mieux la pu-
rification de l'air par son renouvellement. « A raison de cette position, dit M. le docteur Perrochet [1],
il participe aux conditions de salubrité des vil-
lages les mieux situés de la vallée ; *il a même sur
eux un avantage, c'est d'avoir son air rafraîchi
et humecté modérément, pendant les grandes chaleurs
de l'été, par l'évaporation des eaux du lac ;* cet air devient alors plus doux, mieux approprié aux poitrines
délicates, aux personnes affectées de congestions pulmonaires faciles, ou disposées à ces oppressions mo-
mentanées que cause l'irritabilité simultanée du cœur
et du poumon. Beaucoup de personnes, après avoir
souffert du trop grand air de Montmorency, d'Andilly
et même d'Eaubonne, se sont trouvées merveilleuse-
ment soulagées par le séjour d'Enghien. »

Le reproche d'être exposé à des exhalaisons méphi-
tiques n'est pas mieux fondé. Il n'y a pas de marais à

[1] *Topographie physico-médicale de la vallée de Montmorency.* Paris,
1839.

Enghien-les-Bains. « Un lac aux eaux vives et cou-
rantes, dit encore M. Perrochet, dont je me plais à
invoquer le témoignage, auquel cinq ou six ruisseaux
apportent constamment des eaux de source ou de
pluie, et dont le trop plein s'épanche constamment
par une décharge, n'a rien de commun avec un étang
à eau stagnante.

« Enfin, et il n'est pas que je sache de meilleure
preuve en faveur de la salubrité du pays, on ne voit
régner endémiquement ni fièvres, ni scrofules, affections communes aux lieux marécageux. »

Si l'on veut, abandonnant toute prévention, comparer le séjour d'Enghien à celui de beaucoup d'autres
localités où se trouvent des eaux minérales justement
célèbres, on verra que la beauté du lieu, la douceur
du climat offrent au malade les conditions hygiéniques les plus favorables au rétablissement de la santé.
On y est à l'abri de ces brusques et funestes variations de la température, auxquelles sont si exposés les
établissements situés dans les montagnes. Le froid,
dit un spirituel académicien [1], le chaud, le vent, l'ou-
ragan, les averses, les pluies torrentielles, le soleil
ardent, l'atmosphère enflammée, la bise glaciale s'y

---

[1] M. le docteur Réveillé Parise. *Une saison aux Eaux minérales d'Enghien.* Paris, 1842.—On se rappelle la sensation que produisit ce livre, où
l'auteur sut cacher, sous les formes attrayantes d'un style clair et élégant,
des vérités médicales et philosophiques toujours neuves. M. Réveillé Parise
s'en tint néanmoins au point de vue hygiénique, c'est-à-dire *les eaux,
les airs et les lieux*, choses si importantes et si bien approfondies par le
génie d'Hippocrate. J'engage vivement à lire cet ouvrage, écrit pour les
gens du monde, et qui contient un grand nombre de préceptes pratiques
dont les malades ne sauraient trop se pénétrer.

succédant parfois à de très-courts intervalles, on ne peut se hasarder à sortir sans consulter le baromètre, le thermomètre, toujours en mouvement, sans s'assurer de la direction du vent et des nuages, sans information préalable auprès des personnes expérimentées, sans redouter les brouillards, les avalanches, les courants d'air, sans faire provision d'habits d'été et d'hiver, dont il faut se servir dans la même journée. Pour peu qu'on s'écarte, il n'est pas bien sûr qu'on puisse rentrer à l'établissement thermal ; un vent impétueux, des torrents à sec le matin, et gonflés par un orage subit, empêchent de franchir toute distance. Il faut chercher un gué, se risquer sur un pont jeté à la hâte, ou attendre, se morfondre, se mettre à l'abri dans une méchante cabane, quelquefois même sous la saillie d'un rocher. Ce que je dis, je l'ai vu, ainsi que bien d'autres voyageurs, malades ou pleins de santé. Or, ce mouvement sans fin de l'atmosphère, cette variété, ce contraste perpétuel de saison, de température, ne sont-ils pas un obstacle insurmontable à la guérison d'une infinité d'affections? Les malades les redoutent avec raison, et les médecins en ont constamment remarqué les désavantages. Un observateur judicieux, M. le docteur Gasc[1], s'est bien gardé de les oublier, en parlant de Barèges, « situé, dit-il, au centre des Hautes-Pyrénées, et à plus de 1,280 mètres au-dessus du niveau de la mer, Barèges est le séjour des orages,

---

[1] *Nouvelles observations sur les propriétés médicinales des Eaux naturelles de Barèges,* adressées au Conseil de Santé. Paris, 1832.

des brouillards et des frimats ; c'est la Sibérie de la France. Pendant l'hiver, il est enseveli sous la neige et pas une famille ne l'habite..... Pendant l'été, les variations atmosphériques sont si fréquentes et si soudaines, qu'il faut sans cesse se tenir en garde contre leur action. » A peu de chose près, on peut faire la même remarque sur les eaux minérales qu'on voit sourdre dans les lieux élevés, remarques qui n'échappent pas plus aux malades qu'aux médecins ; mais personne, que je sache, ne s'avisera de les faire pour Enghien et ses eaux minérales.

DESCRIPTION DES SOURCES.

A l'époque où le P. Cotte [1] découvrit la source d'Enghien, en 1776, elle se présentait sous l'aspect d'un petit *ruisseau puant,* qui coulait derrière la digue du lac et se perdait dans les canaux de décharge. Cinq ans après, M. Le Veillard, propriétaire de la source qui lui avait été concédée par le prince de Condé, fit construire un bassin en pierre pour la recevoir et une

[1] Le P. Cotte, prêtre de l'Oratoire, fut appelé à la cure de Montmorency en 1760. Pendant cinquante ans il s'occupa sans relâche d'observations météorologiques, et il fut, avec Deluc et de Saussure, l'un des créateurs d'une science aussi curieuse qu'elle pourra devenir utile. Il n'était pas, comme le premier, attaché aux systèmes, qui nous font souvent voir les faits avec un prisme particulier à nos yeux. Comme le second, il se contenta d'observer fidèlement les phénomènes, et il les rapporta avec bonne foi. Le P. Cotte était un de ces savants rares dont le nom n'est recueilli que par les hommes qui cherchent dans la poussière des livres les découvertes trop négligées des observateurs qui les ont précédés. Aussi est-il peu cité dans les traités de physique, et le nom d'un homme qui a rendu des services si réels aux sciences

voûte en maçonnerie pour la recouvrir. Ces travaux avaient pour but de garantir la source de l'inonda-tion par les eaux du lac, à laquelle elle était exposée lorsqu'elles coulaient par le déchargeoir. Plus tard, en 1785, Fourcroy trouva, à 80 pieds ce cette source, un écoulement peu abondant d'une eau également sulfureuse.

Les choses restèrent dans cet état jusqu'à l'époque où M. Péligot entreprit la construction de l'établisse-ment. Il donna au bâtiment de la source Cotte une disposition plus convenable et assez élevée pour que les buveurs pussent s'y tenir debout : celui qu'avait construit M. Le Veillard, s'élevait à peine d'un mètre au dessus du sol et ressemblait, selon l'expression de Fourcroy, à un regard.

En creusant le sol à six ou sept mètres de distance de la source Cotte, M. Péligot en trouva une beaucoup plus abondante et qu'il fit renfermer dans une rotonde couverte en chaume. Nous donnons à cette source le

n'est-il consigné dans aucune des biographies nouvelles. Le P. Cotte est mort à Montmorency dans les premières années de la restauration. Homme religieux, mais simple, il avait cru ne pas manquer à ses devoirs en faisant un acte que les lois de son pays permettaient ; il se maria. Pendant son long ministère il avait accompagné beaucoup de malheureux à leur dernier asile, et peut-être dans ces tristes moments avait-il désigné dans sa pensée la place où devaient reposer ses cen-dres ; mais c'est un vœu que les temps n'ont pas permis de réaliser : le P. Cotte est mort, dit-on, malheureux et persécuté. La postérité reconnaissante se rappellera que c'est ce savant qui le premier fit connaître la source d'Enghien, et qu'il est ainsi le premier moteur de cette active industrie qui fait couvrir de belles habitations un sol qui naguère ne présentait encore qu'une maison de meunier. (Longchamp, *Analyse des eaux d'Enghien*, etc.)

nom de Péligot. C'est un tribut de reconnaissance que l'établissement doit acquitter envers son fondateur.

Les eaux de ces deux sources furent amenées dans un réservoir placé au pied d'une tour carrée qui contenait les appareils de chauffage. En fouillant le sol, pour construire ce réservoir, on a encore trouvé de l'eau sulfureuse qui, ajoutée à celle des autres sources, fournissait, en vingt-quatre heures, un produit total de 49,501 litres.

A l'extrémité sud-ouest de la chaussée du lac s'élevait un autre établissement, dit de *la Pêcherie*, rival de celui de M. Péligot. Il était alimenté par trois sources sulfureuses dont le produit était évalué à 25,000 litres en 24 heures. Cette évaluation me paraît exagérée, je n'ai jamais trouvé plus de 10 à 15,000 litres en consultant les jaugeages faits depuis 1832.

Depuis cette époque, l'aménagement des sources a été l'objet de travaux importants. En 1835, mon père a découvert une nouvelle source qui porte à quatre le chiffre total de celles de l'établissement [1]; plus tard, en 1841, on a construit un vaste réservoir d'une capacité de 90,000 litres destiné à recueillir les eaux sulfureuses qui se perdaient pendant la nuit, et on a amené, à l'aide d'un tuyau d'aspiration, les eaux sulfureuses de l'ancien établissement de la Pêcherie, qui restaient sans destination depuis très-longtemps. C'est dans ce réservoir que les pompes puisent l'eau minérale pour la distribuer dans les cuves, où elle est

[1] Ce sont les sources : COTTE ,   PÉLIGOT OU ROTONDE;
                            DEYEUX ,   BOULAND OU NOUVELLE.

chauffée. Cette disposition permet aux sources de
couler librement, circonstance indispensable pour
maintenir l'intégrité de leur saturation. J'entrerai
plus loin, à propos des variations du principe sulfureux, dans les détails de cette question intéressante.

DESCRIPTION DE L'ÉTABLISSEMENT.

L'édifice thermal construit par M. Péligot, est conçu
dans le goût moderne, et divisé en plusieurs corps de
logis séparés par des cours spacieuses; « des jardins,
aussi utiles par la libre circulation de l'air que commodes, et favorables à la promenade et à des distractions agréables. » Il renfermait trente cabinets de
bains, quatre cabinets de douches descendantes et
quatre cabinets de douches ascendantes. Mais la disposition de ces cabinets était peu commode et les
appareils incomplets. Pendant son administration,
mon père les a beaucoup améliorés. Le nombre des
douches a été porté à douze et celui des bains à quarante. De plus, chaque cabinet a été entièrement revêtu de feuilles de zinc qui se recouvrent, par la
décomposition de l'acide hydrosulfurique, d'une
couche blanche de sulfhydrate et de carbonate de zinc.
La tour, dont nous avons déjà parlé, construite par
M. Péligot en bois et en plâtre, a été réédifiée en
pierre et en briques par les soins de M. Janiard, ar-
chitecte consciencieux, qui s'est montré à Enghien
ingénieur habile. Il faut dans la conduite des travaux
d'aménagement des sources un sang-froid, une pru-

dence, un tact particulier qui permette de profiter des circonstances fortuites, de remédier aux accidents, de deviner la nature. M. Lefrançois, ingénieur du gouvernement, a donné un bon exemple à suivre dans l'exécution difficile et périlleuse des travaux de Bagnères-de-Luchon [1].

Les douches ont été, à Enghien, l'objet d'un soin tout particulier. Leur réservoir est à 20 mètres au dessus du sol, ce qui leur donne une force très-grande. MM. Patissier et Boutron-Charlard [2] disent que ce sont les plus élevées de France. Des robinets placés à portée du malade, et des ajutages convenablement disposés, permettent de graduer la force de la chûte et de la modifier selon les indications.

Il manque à l'établissement d'Enghien une piscine. Une prévention fâcheuse a détourné M. Péligot de sa construction. Je dis une prévention, car ces piscines sont salutaires pour les malades, et je crois, avec beaucoup de praticiens, qu'il y a une grande différence entre un bain pris dans une baignoire, où l'immobilité est forcée, et un bain pris dans un bassin assez vaste pour permettre les mouvements. Il résulte de ces derniers une sorte de massage produit par la percussion des couches liquides sur la surface du corps capable de produire de bons résultats. Inutile de dire qu'il n'y a rien de choquant dans le bain en commun : des vêtements convenables satisfont aux exigences les

[1] Voir *Comptes rendus de l'Académie des Sciences*, 1841, 2º semestre n° 25.

[2] *Manuel des Eaux minérales*. Paris, 1837, p. 204.

plus légitimes de la décence. On peut réserver des heures différentes pour les hommes et les dames, ce qui dispenserait de la présence du personnage ridicule qu'à *Louesche* on appelait *commissaire de décence.* Enfin, l'administration elle-même trouverait son compte dans l'établissement d'une piscine, car elle pourrait, avec la même quantité d'eau, donner beaucoup plus de bains. — La question des piscines est, je le sais, très-controversée, et a pour adversaires des hommes compétents, M. le docteur Bertrand, entre autres. J'espère, néanmoins, que nous reviendrons à cette ancienne tradition.

A cette exception près, l'établissement des bains d'Enghien offre, aujourd'hui, un ensemble d'appareils très-complet et qui laisse bien loin derrière lui un grand nombre d'établissements du même genre. Il est fréquenté par beaucoup de malades, et les cures dont on y est témoin attestent l'efficacité des eaux. On se demande, en présence de ces faits, comment il a pu se faire que, pour prendre rang dans l'opinion publique, elles aient eu à soutenir tant de luttes, à vaincre tant de résistances, à détruire tant de préjugés ; et cependant, chose remarquable, peu de sources ont eu à leur début de si illustres défenseurs. Qu'on en juge :

HISTORIQUE.

Le P. Cotte[1] découvre la source en 1766 ; en écrit

[1] *Histoire de l'Académie royale des Sciences,* 1766, page 38.

à l'Académie des sciences, qui charge Macquer d'examiner la nouvelle eau minérale. Il y reconnaît la présence d'un foie de soufre terreux.

Le P. Cotte, à la demande de Macquer, reprend cet examen, et constate le dépôt sulfureux que l'eau forme lorsqu'elle est exposée à l'air. Après ces chimistes, Le Veillard [1] (1771), Deyeux [2] (1774) se livrent à de nouvelles recherches ; Fourcroy et Delaporte [3] font une remarquable analyse qui, malgré les progrès des sciences est restée comme un modèle. On admire dans ce laborieux travail la patience du chimiste qui l'a entrepris. « Mais tout cela n'étonnera pas, lorsque l'on saura que les détails de cette analyse étaient suivis par Vauquelin, débutant, à cette époque, dans le laboratoire de Fourcroy, qui a eu la gloire de former un des plus célèbres chimistes, dont il a su faire son ami, et que pendant vingt-cinq ans il a tellement associé à ses travaux, que leurs noms sont devenus désormais inséparables. [4] » Fourcroy, après avoir démontré la richesse minérale de l'eau d'Enghien, appelle l'attention des médecins sur l'utilité qu'elle pourrait leur offrir dans un grand nombre de circonstances. Mais la révolution de 89 éclate, qui tient tous les esprits en suspend. Pendant vingt-cinq ans, les drames émouvants de la

[1] *Mémoires de l'Académie royale des Sciences*, Savants étrangers, tome IX, page 673.

[2] *Analyse de l'eau de Montmorency*, par M. Deyeux, 1774, in-4°.

[3] *Analyse chimique de l'eau sulfureuse d'Enghien*, par de Fourcroy et Delaporte, 1788, in-8°.

[4] *Analyse de l'eau sulfureuse d'Enghien*, faite par ordre du gouvernement, par M. Longchamp. Paris, 1826, in-8°, page 42.

République et de l'Empire ne laissent pas de loisir pour les choses utiles. Enfin, la paix de 1815 donne aux esprits le temps de se remettre. On se rappelle l'existence des eaux minérales. Tout à coup les sources, si longtemps désertes, se peuplent de visiteurs. Nous ne savons à quel propos M. Péligot, homme de bien et riche, c'est-à-dire *vouloir* et *pouvoir*, pense à Enghien. Sous sa volonté créatrice, un établissement s'élève comme par enchantement. Le lac est encaissé et entouré d'une large avenue. Le vaste parc de l'ancien domaine de Catinat est percé de routes ombragées et offre de fraîches promenades. Une nouvelle analyse de la source Cotte est faite par M. O. Henry[1] ; il constate de nouveau l'abondance des principes minéralisateurs. Le vœu de Fourcroy se réalise. Alibert et Biett acceptent l'inspection médicale. Louis XVIII, d'après les conseils du premier, fait usage des eaux et s'en trouve bien ; on s'empresse de suivre l'exemple du roi; chacun veut voir Enghien. Les princes y traitent les ambassadeurs, les grands personnages ; le *Moniteur* [2] enregistre ces faits et gestes... Enghien est à la mode. Au milieu du bruit de ces fêtes royales, que devenaient les malades? On s'en occupait peu ; on les laissait suivre tristement la route des Pyrénées. Qu'aurait-on fait, d'ailleurs, de ces hôtes difficiles, que le bruit incommode, que le plaisir effraie?

Pressé de jouir de son œuvre, M. Péligot courtisa la

[1] *Moniteur universel,* juin 1823.
[2] *Journal de Pharmacie,* t. IX, p. 491.

mode. Elle l'écouta un instant ; mais, capricieuse comme à son ordinaire, elle l'abandonna au moment où il rêvait un avenir prospère.

Délaissé par la cour, Enghien devint bientôt désert. En vain, dans son analyse, Longchamp[1] essaya-t-il d'appeler sur les eaux l'attention des médecins; en vain Alibert[2] ajouta-t-il son témoignage au sien : leur parole resta sans effet. Malades et médecins ne croyaient pas à la vertu médicamenteuse de l'eau d'Enghein; ils la considéraient comme pouvant servir de prétexte aux personnes qui voulaient faire un voyage d'agrément. M. Péligot paya cette erreur de sa fortune. Il fut exproprié par la caisse hypothécaire, dont il était le débiteur pour une somme de 1,800,000 fr., et mourut dans la gêne quelques années après. M. Péligot a eu le sort de presque tous les hommes utiles; s'il se trompa et prit un succès de mode pour un succès certain, solide, durable, il n'en fit pas moins une œuvre belle, philanthropique, qui lui assure une large part dans la reconnaissance des malades.

Il laissa à ses successeurs une tâche longue et difficile à remplir. L'esprit, si mobile en France, avait oublié les travaux des savants illustres qui s'étaient occupés d'Enghein; il ne se souvenait ni du P. Cotte, ni de l'analyse de Fourcroy et de Vauquelin, ni même des travaux plus récents de MM. Ossian Henry[3],

---

[1] *Loc. cit.*

[2] *Précis des eaux minérales.* Paris, in-8°.

[3] *Analyses de la source de la Pêcherie,* à Enghien, par Oss. Henry. (*Journal de Pharmacie,* tome II, page 831, et tome XII, page 341.)

Fremy[1], Longchamp. Les médecins souriaient quand les malades parlaient d'Enghien : Il n'y a *pas d'eau minérale; on la fabrique*, disaient les uns: L'eau qu'on y trouve, disaient les autres, *est sans action*. Si quelqu'un avouait humblement qu'il devait la santé à ces sources, dont on faisait si bon marché : *Vous aviez besoin de l'air de la campagne*, répondait-on.

Tel était, à peu près, l'état général de l'opinion sur les eaux d'Enghien quand, en 1835 , la direction de l'établissement presque abandonné fut offerte à mon père. Familiarisé depuis longtemps avec les eaux minérales, il prit un an pour étudier celles d'Enghien, et, quand sa conviction fut formée, il accepta la noble tâche de rendre à l'humanité le secours d'un agent thérapeutique dont le préjugé la privait.

Le point le plus important, le plus difficile, était de faire revenir les médecins de leur opinion , et de les amener à envoyer eux-mêmes les malades à Enghien. Mon père se servit, pour atteindre ce but, de l'affection et de l'estime qu'il avait su se concilier pendant sa direction des Néothermes. Le déni de justice qui venait de le forcer de sortir de cet établissement avait excité l'indignation de ses confrères; ils l'engagèrent, dans les termes les plus pressants, à compter sur eux. « Partout où vous irez, lui écrivait à ce sujet un des membres les plus considérables du corps médical, nous serons avec vous. »

Comme preuve d'amitié , mon père demanda aux

[1] *Analyse des deux sources de la Pécherie*, à Enghien, par M. Fremy, pharmacien à Versailles. (*Journal de Pharmacie*, tome II, page 61.)

membres de l'Académie de médecine que, nonobstant l'opinion générale, on voulût bien examiner de nouveau les eaux d'Enghien, et que, si les travaux antérieurs se trouvaient confirmés, on les employât dans les cas où leur utilité se déduisait logiquement de leur composition. La découverte qu'il fit de la source qui porte son nom fournit à l'Académie de médecine l'occasion de se prononcer.

La commission chargée du rapport conclut, par l'organe de M. Boullay, son rapporteur :

1° Que la source nouvellement découverte à Enghien était éminemment sulfureuse et absolument identique aux sources anciennes;

2° Que l'abondance de la nouvelle source permettrait à l'établissement de satisfaire à tous les besoins, et pourrait lui procurer la plus grande extension;

3° Que l'eau d'Enghien pouvait être rendue thermale artificiellement, puisqu'elle pouvait être élevée à la plus haute température sans que sa composition fût altérée.

C'était beaucoup, sans doute; mais, était-ce donc le témoignage de la science qui avait fait défaut à Enghien? Tout ce que la chimie renfermait d'illustre en France n'y avait-il pas attaché son nom?

Mon père sut éviter l'écueil contre lequel M. Péligot avait échoué. Dans une œuvre médicale, il ne voulut pas d'autre moyen de succès que des cures; et, sans repousser ce qu'une publicité intelligente avait de nécessaire, il s'occupa surtout de guérir les malades que lui confiait l'amitié de ses confrères. Est-il un prospectus qui vaille une guérison ? Cette manière de faire, quoique toujours lente, ne tarda pas à porter ses fruits[1].

« La réputation des eaux minérales, dit M. Réveillé-Parise[2], dépend souvent du médecin auquel en sont confiés l'emploi et l'administration ; le bon médecin fait les bonnes eaux. »

Cet axiome s'applique de tout point à mon père. C'est en voyant revenir leurs clients guéris ou soulagés que les médecins prirent confiance dans les eaux d'Enghien ; les parents, les amis des malades propagèrent cette confiance dans le public, et comme l'esprit marche promptement quand on a pu lui faire accepter une impulsion, on vit, après quelques années de lutte, les hommes les plus incrédules, vaincus par les faits, rendre aux eaux d'Enghien la justice qui leur est due.

Mais l'homme ne produit qu'aux dépens de sa propre substance : épuisé par les efforts incessants que nécessitaient les obstacles à vaincre, mon père succomba,

[1] Mais l'établissement n'avait pas été construit en prévision de cette affluence ; on fut obligé de reconstruire les bains, d'augmenter les appareils de chauffage, et de donner à l'aménagement des eaux une meilleure disposition. Le conseil d'administration de la caisse hypothécaire consentit à voter les sommes nécessaires. Le total s'éleva à plus de 300,000 fr. Pour les personnes qui ont connu l'esprit du conseil d'administration de la caisse hypothécaire, ce fait sera la meilleure preuve de l'influence que mon père avait su s'y ménager.

Cependant, malgré ces travaux, l'établissement d'Enghien est loin de suffire à ses besoins. Depuis 1847, l'affluence est telle vers le mois de juillet, qu'on est obligé de suspendre chaque jour, pendant quatre ou cinq heures, le service des bains, afin de laisser aux réservoirs le temps de se remplir.

[2] *Loc. cit.*, in-12, page 140.

le 21 août 1844, à une inflammation aigue des gros vaisseaux. Enghien perdit son appui le plus ferme, les pauvres un ami dévoué, les malades un médecin éclairé, patient, et moi le meilleur des pères !

Il reste encore beaucoup à faire pour asseoir scientifiquement la réputation des eaux d'Enghien. C'est à nous, médecins, que cette tâche est dévolue ; belle et glorieuse, si nous savons la remplir, elle nous donnera pour récompense la pensée de tout le bien que nous aurons fait. Si nous pouvons surtout étendre les ressources qu'elles offrent jusqu'à en faire profiter la classe des prolétaires, si nombreuse aujourd'hui, nous rendrons à la population ouvrière de Paris le plus signalé service. Il nous aura suffi d'indiquer ce but pour que nos confrères s'empressent de joindre leurs efforts aux nôtres.

SECTION DEUXIÈME.

EXAMEN PHYSIQUE DE L'EAU D'ENGHIEN.

Odeur. — Couleur. — Saveur. — Température. — Pesanteur spécifique.

ODEUR.

L'eau sulfureuse d'Enghien sourd d'un ban calcaire très-friable dans certaines parties, et dont l'aspect et le grain rappellent la pierre lithographique.

L'odeur hépatique est très-prononcée et se répand à une certaine distance des sources. Cependant on n'aperçoit que très-rarement des bulles de gaz, et cela même dans les temps orageux.

L'hydrogène sulfuré, qui est entraîné par l'évaporation, agit sur les peintures à la céruse [1], et, se transformant en acide sulfurique, sous l'influence de l'air et des bases, attaque les métaux et les détruit rapidement.

---

[1] M. Leclaire a proposé de remplacer, dans la préparation des couleurs à l'huile, le blanc de céruse par un blanc de zinc. M. Chevallier, dans son Mémoire à l'Institut, a démontré combien cette découverte serait utile à l'humanité. On sait que chaque année un certain nombre de cérusiers périssent victimes de leur profession, et que d'autres deviennent infirmes.

La couche de zinc dont on revêt le fer dit *galvanisé* ne retarde que peu cette action. J'ai vu, dans un des réservoirs de l'établissement, des boulons, qu'on avait espéré garantir par ce moyen, être complétement transformés en sulfate de fer cristallisé [1] et en tannate de

[1] Dans le *Précis historique sur les eaux minérales*, d'Alibert, publié en 1826, et dans le *Manuel des eaux minérales*, de MM. Patissier et Boutron-Charlard (2ᵉ édition, 1837), on lit que le zinc n'est pas altéré par les eaux sulfureuses. C'est une erreur. Les tuyaux en zinc adoptés primitivement par suite de cette opinion se sont successivement détruits. C'est la partie supérieure qui s'altère d'abord. Il se forme différents sels de zinc (sulfate et carbonate) qui réduisent le tuyau à l'épaisseur d'une feuille de papier, et enfin le percent comme un crible. Le plomb, que l'on a substitué au zinc, paraît offrir plus de résistance. Il se forme dans les premiers temps un sulfure de plomb noir, insoluble, qui revêt le tuyau comme d'un enduit inattaquable. Il y a dans ce moment des tuyaux de plomb qui servent depuis sept ou huit ans sans avoir éprouvé d'altération. Le bronze paraît jouir des mêmes avantages. Mon père a plongé, en 1839, dans la décharge d'une des sources les plus riches de la Pêcherie, un robinet en bronze parfaitement décapé. Je l'ai examiné en 1847. Il présentait une couleur bleue foncée, et ne paraissait nullement altéré. Un morceau de plomb sur lequel, à l'aide d'une lime, on avait pratiqué des rayures, placé dans les mêmes conditions, a été retrouvé intact. Il est, je pense, inutile de mentionner le rôle important que joue la chaleur dans la production des phénomènes dont je viens de parler. C'est surtout au point de vue industriel qu'il est nécessaire de bien le connaître. Ainsi, l'expérience apprend que les tuyaux de zinc, livrant passage à l'eau froide, résistent longtemps, tandis que ceux en contact avec l'eau chaude sont rapidement détruits.

Cette action de l'eau sulfureuse m'avait fait penser qu'on pourrait utiliser en médecine sa puissance électro-chimique. J'ai rapporté dans un autre travail [1] l'observation d'une névralgie rebelle guérie (il y a dix ans) à l'aide de la pile chargée avec un liquide fortement éthéré. Aujourd'hui ce fait s'explique très-bien par la connaissance que nous avons des propriétés de l'éther, et démontrent jusqu'à l'évidence l'importance du liquide qui charge la pile.

[1] *De l'influence de quelques agents physiques dans le traitement des maladies nerveuses*. Paris, 1848, in-4° de 50 pages.

fer. La présence de ce dernier sel était due à l'action du sulfate de fer sur les douves de chêne de la cuve à laquelle les boulons adhéraient. Cet acide sulfurique agit aussi sur le mortier et le calcaire des voûtes des sources, et l'on trouve que la pâte déliquescente qui se forme contient un sulfate acide de chaux et d'alumine.

Lorsque Longchamp recueillit, pour la première fois, l'eau acidulée qui s'attache après les pierres qui forment l'enceinte de la source Cotte, il eut le soupçon que l'acide sulfurique que l'on a trouvé dans les cavités intérieures de certains volcans pouvait devoir son origine à la même cause. Un fait très-intéressant, dont la connaissance est due à M. de Humboldt[1], confirme cette opinion. Ce savant voyageur nous apprend que l'intérieur du volcan le Puracé renferme des lagunes considérables, dont l'eau est chargée d'hydrogène sulfuré. De ce volcan sortent les sources du Rio-Vinagre, qui forment, dans une chute de 700 mètres, trois cascades considérables. Les eaux de cette rivière sont acidules, et M. de Humboldt a constaté qu'elles doivent leur acidité à la présence des acides sulfurique et muriatique ; mais il n'a pu soupçonner l'origine de l'acide sulfurique; cet acide, selon lui, se trouvant tout formé dans l'eau qui sort du Puracé. « Pour moi, dit Longchamp[2], je pense qu'il ne sort de ce volcan qu'une eau hydrosulfurée, qui, dans sa chute et dans les bassins des cascades, se

[1] *Annales de Chimie et de Physique,* t. XXVII, page 122.
[2] *Loc. cit.,* page 55.

convertit en acide sulfurique. Je dois faire remarquer que l'eau des lagunes du Puracé, outre l'hydrogène sulfuré, renferme aussi de l'acide muriatique, ce qui rend encore plus probable que l'eau du Rio-Vinagre doit son origine à ces lagunes. »

COULEUR.

Puisée aux sources de l'établissement, l'eau d'Enghien est incolore. Mais, exposée au contact de l'air, elle ne tarde pas à louchir ; on la voit, dans les bassins de décharge, se recouvrir d'une pellicule blanchâtre, formée de soufre, de sous-carbonate de chaux et de magnésie, qui se précipite successivement. Cette pellicule est beaucoup plus abondante sur les eaux des sources de la Pêcherie ; au lieu d'être blanche, elle est grise et noirâtre dans certaine portion des réservoirs ; cette circonstance me paraît tenir à la nature des réservoirs, car, dans les bassins en pierre, elle est d'un blanc jaunâtre.

SAVEUR.

L'eau des sources de l'établissement est d'une saveur douçâtre, légèrement amère et astringente. Celle des sources de la Pêcherie est franchement amère et astringente. Fourcroy fait très-bien remarquer que le goût d'œuf couvé est le résultat de l'impression de l'odorat, car elle n'est que douçâtre et fade quand, en la buvant, on se bouche les narines.

TEMPÉRATURE.

La température de l'eau d'Enghien paraît éprouver des variations assez notables.

Fourcroy l'a trouvée, en septembre 1785, de 15 degrés centigrades; Longchamp, le 8 septembre 1824, de 14° 75 centigrades; M. Henri, de 14°; M. Dupasquier, en 1841 et 1843, savoir:

	Mai 1841.	Juin 1843.
Cotte.	11°, 7 centig.	14°, centig.
Deyeux,	11°, 4 —	12°,
Peligot,	10°, 8 —	13°,
Bouland,	12°, » —	12°, 5 —
Réservoir où elles se réunissent,	» » —	14°, 4 —
Fourcroy,	12°, » —	15°, » —
Vauquelin,	13°, 9 —	15°, » —

J'ai assisté M. Dupasquier dans toutes ses recherches chimiques faites à Enghien, et je puis témoigner de l'exactitude minutieuse avec laquelle cet habile professeur opérait. Mais quelque soin que j'aie mis à observer, pendant plusieurs années, la température des sources, je n'ai jamais constaté des différences de plus de 0,5 pour la même source. J'ai vu, du jour au lendemain, cette variation avoir lieu, les circonstances extérieures restant d'ailleurs les mêmes.

Depuis deux ans, les sources de l'établissement ont une température moyenne qui varie entre 11 et 11,5 degrés centigrades.

PESANTEUR SPÉCIFIQUE.

La pesanteur spécifique de l'eau d'Enghien a été trouvée par Brisson, au rapport de Fourcroy, égale à 10007 ; par Lonchamp à 10008, en ramenant, par le calcul, l'eau distillée et celle des sources à 11°,75 centigrades. La densité de l'eau d'Enghien est très-variable ; et il doit en être ainsi de beaucoup de sources. Ce fait s'explique facilement, quand on remarque que la proportion des sels n'est pas constante, ainsi que je le ferai voir plus loin [1].

Voici le tableau des chiffres que j'ai obtenus :

Densités ramenées à **15°** *centigrades.*

1841. 20 mai.	1842. 20 mai.	1843. 20 mai.	1844. 20 mai.	1845. 20 mai.	1846. 20 mai.	1847. 20 mai.	1848. 20 mai.
1,0006	1,0005	1,00048	1,0007	1,00076	1,00087	1,0007	1,0007

[1] Voyez *Recherches sur les variations du principe sulfureux,* page 48.

SECTION TROISIÈME.

EXAMEN CHIMIQUE DE L'EAU D'ENGHIEN.

———

Action de la lumière et de l'air. — Action de la chaleur. — Analyses chimiques. — Comparaison des Eaux d'Enghien et des autres eaux minérales du même genre, sous le rapport de la richesse sulfureuse. — Recherches sur les variations du principe sulfureux.

———

ACTION DE LA LUMIÈRE.

La lumière ne paraît avoir aucune action sur l'eau d'Enghien, mais il n'en est pas de même de l'air.

Nous avons vu qu'elle se couvrait, à son contact, d'une pellicule blanche, composée de soufre, de sous-carbonate de chaux et de magnésie.

D'après Fourcroy, cette décomposition est beaucoup plus prompte quand on remplace l'air atmosphérique par de l'oxigène pur. Vauquelin a fait remarquer depuis, et Longchamp paraît accepter ce fait, que la présence simultanée de l'hydrogène sulfuré et du carbonate de chaux en dissolution dans une eau minérale favorisait sa décomposition à l'air, et que cette décomposition était beaucoup plus difficile quand l'eau ne contenait que de l'hydrogène sulfuré pur ou du carbonate de chaux seul [1].

Longchamp a fait, sur cette action de l'air, des expériences qu'il est utile de connaître.

« J'ai exposé, dit-il, de l'eau à l'air pendant des durées de temps diverses, et j'ai ensuite versé, dans les bocaux qui la contenaient, une dissolution de sulfate de cuivre acidulé [2]. L'eau offrait à l'air une surface de 42 centimètres carrés ; les vases étaient exposés à la lumière diffuse, dans une chambre où le jour n'était pas très-vif. La quantité de sulfure obtenue fait connaître celle de l'hydrogène sulfuré libre ou combiné que contenait l'eau, et, par conséquent, celle que l'air a détruite, puisque j'ai essayé comparativement l'eau de la source qui n'avait point été exposée au contact de l'air. J'ai toujours opéré sur une mesure d'eau du poids de 442,5 grammes ; mais pour que les résultats puissent se comparer plus facilement avec ceux de l'analyse, je les rapporterai à ce qu'ils eussent été, si j'avais employé 1,000 grammes d'eau :

POIDS DU SULFURE DE CUIVRE.

grammes.

Eau qui n'a point été exposée à l'air,	0,248
Eau exposée à l'air pendant 3 heures,	0,215
— pendant 6 heures,	0,194
— pendant 12 heures,	0,176
— pendant 24 heures,	0,155
— pendant 48 heures,	0,120

[1] *Journal de Pharmacie.* Mars 1825.
[2] On sait que dans son analyse, Longchamp a toujours employé le sul-

L'on conclut de ces résultats que l'eau d'Enghien qui a été exposée à l'air pendant 12 heures a perdu précisément le tiers de l'hydrogène sulfuré qu'elle contient, et qu'après 24 heures d'exposition, elle n'en renferme presque plus que la moitié de ce qu'elle contenait primitivement[1]. »

Tout le monde peut s'assurer que l'eau d'Enghien, abandonnée à elle-même dans un vase ouvert, ne tarde pas à louchir et à prendre une couleur laiteuse, due au soufre et aux carbonates terreux; qu'en même temps elle perd son odeur franchement sulfureuse qui, après vingt-quatre heures environ, est remplacée par celle d'hyposulfite ou d'acide hyposulfureux; qu'enfin elle reprend peu à peu sa transparence, et qu'au bout de sept à huit jours, elle est redevenue limpide, mais alors ses propriétés sont bien modifiées.

ACTION DE LA CHALEUR.

Cette action sur les eaux sulfureuses froides est un des points les plus intéressants de leur étude chimique. On avait cru, pendant longtemps, qu'il était impossible de les élever à la température du bain sans les altérer profondément et sans détruire leur pro-

fate acide de cuivre. Bien que ce procédé soit défectueux le résultat n'en est pas moins exact, puisqu'il ne s'agit que de constater des différences. L'essentiel, dans ces circonstances, est d'opérer toujours de la même manière.

[1] *Loc. cit.* Cette action de l'air est très-importante à connaître. On s'expose. si on n'en tient compte, à ne retirer aucune utilité des eaux minérales. *Voyez*, pour les précautions à prendre, le chap. *Eau à l'intérieur*.

priétés médicales. Plusieurs savants illustres partageaient cette opinion, et ces sources minérales,
frappées de discrédit, coulaient obscurément au milieu des populations des campagnes qui, quelquefois,
connaissaient seules leurs vertus.

M. Longchamp rendit donc un véritable service
quand il reconnut « qu'il est facile de chauffer dans
« des vases inaccessibles à l'air, l'eau d'Enghien jusqu'à
« 60 et 70° centigrades, sans qu'elle perde en rien ses
« propriétés sulfureuses ; et que ce n'est qu'à 85°, 90°
« et 100° qu'elle commence à laisser dégager une par-
« tie de son principe sulfureux[1]. » Si on continue l'o-
pération dans les mêmes conditions, c'est-à-dire à
l'abri du contact de l'air, il se dégage des gaz acides
hydrosulfurique et carbonique ; le résidu est composé
de carbonate, de sulfure terreux avec quelques traces
seulement d'yposulfite ; si l'on opère, au contraire, au
contact de l'air, les gaz dégagés sont de même nature,
mais le résidu blanc laissé par l'eau est composé principalement de *carbonate, de sulfate et d'hyposulfite terreux.* Dans l'un et l'autre cas, l'eau sulfureuse, soumise
à l'action de la chaleur, offre promptement une teinte
vert *émeraude* qu'elle perd lorsque les sels commen-
cent à se précipiter.

Je ne puis terminer ce qui a rapport à l'action
du calorique sur les eaux d'Enghien, sans parler de
celui des eaux naturelles thermales. Il est aujourd'hui
reconnu, par tous les hommes compétents, ou qu'un

---

[1] *Loc. cit.*

intérêt particulier n'aveugle pas, qu'il ne paraît y avoir qu'une seule espèce de chaleur, et que celle de nos foyers ne semble différer en rien de celle des volcans et des eaux chaudes. Mais dans le monde, et même parmi le plus grand nombre des médecins, l'opinion contraire est encore en vigueur. Elle a été surtout soutenue par Guersent [1] ; par Fœdéré, professeur à la Faculté de Médecine de Strasbourg [2] ; et dans différents traités et opuscules, entre autres par l'auteur d'une analyse de l'eau de Bourbonne [3].

Tous les arguments en faveur de cette opinion se résument ainsi :

1° On supporte les eaux minérales naturelles en boisson et en bains, à un degré de chaleur bien supérieur à celui de l'eau chauffée artificiellement ;

2° Les substances végétales paraissent prendre plus de verdure et de fraîcheur dans les sources qui marquent jusqu'à 70° ;

3° Les bains chauffés artificiellement ne tardent pas à perdre de leur chaleur, tandis que les eaux thermales se refroidissent en général plus lentement.

Le premier argument tombe de soi. On mange tous les jours un potage, on boit du café à des températures bien supérieures à celles de la plupart des eaux thermales. L'eau chaude pure se supporte moins bien,

[1] *Dictionnaire de Médecine*, t. VII, page 260. Paris, 1823, article *Eaux minérales*, thérapeutique.

[2] *Mémoires sur les Eaux minérales des Vosges*, J. comp. du *Dictionnaire des Sciences médicales*, t. VI, p 163. Paris, 1820.

[3] *Recueil de mémoires de Médecine et de Pharmacie militaire*, t. XII, page 21. Paris 1822.

parce qu'elle ne contient pas les sels de l'eau minérale, qui la rendent sapide et facilitent sa digestion.

Quant au deuxième, tout le monde peut s'assurer que les eaux thermales naturelles flétrissent les fleurs aussi bien que les eaux minérales chauffées artificiellement.

Le troisième argument n'est pas plus fondé. M. Chevallier, professeur à l'École de pharmacie, qui a visité et étudié la plupart des eaux minérales de France, s'exprimait ainsi, dans la discussion du rapport fait à l'Académie de médecine, sur la nouvelle source découverte par mon père :

« L'opinion que les eaux thermales ont une chaleur différente des eaux chauffées, est une erreur qui ne peut plus être soutenue. Des expériences positives ont été faites à Bourbonne; quatre ou cinq personnes différentes s'en sont occupées, et leur résultat a toujours été le même; les eaux artificielles, pourvu qu'elles soient chargées d'une égale quantité de sels, ont la même capacité pour le calorique que les eaux naturelles; elles se refroidissent dans le même temps; elles se réchauffent dans le même temps; elles flétrissent les roses tout aussi bien; enfin, je me suis assuré par moi-même, à Chaudes-Aigues, que les eaux naturelles à haute température brûlent tout aussi bien que les autres. »

Si l'on veut maintenant connaître l'opinion, sur ce sujet, d'un des hommes les plus compétents et les plus désintéressés dans la question, qu'on lise les *Recherches* de Longchamp à Bourbonne. Je cite textuellement :

« Pendant les quatre années que j'ai été chargé de l'analyse des eaux minérales du royaume, j'ai visité un assez grand nombre d'établissements thermaux, situés dans différentes contrées de la France, depuis les Pyrénées jusqu'aux Vosges ; partout j'y ai entendu dire que les eaux thermales naturelles conservent leur chaleur plus longtemps qu'une eau de rivière élevée, à la même température au moyen du feu.

. . . .

« M'étant rendu à Bourbonne-les-Bains, en 1839, j'y trouvai accréditée, comme partout, l'opinion que je combattais depuis trois ans, mais appuyée d'expériences récentes, exprimées dans différents Mémoires sur les eaux de la source que je visitais et que l'on me communiqua.

« ...... Je ne fais aucun cas des hypothèses...... je mets en doute tous les faits, jusqu'à ce que je sois convaincu par moi-même qu'ils sont ce qu'ils ont été annoncés ; enfin je pense que l'on ne peut combattre des résultats de l'expérimentation que par d'autres résultats de l'expérience, et que c'est vouloir rester dans les ténèbres que de prétendre nier irrévocablement les faits, par cela seul qu'ils sont en opposition avec les théories.

« D'après cette manière de philosopher, j'ai dû vérifier par moi-même les résultats que l'on avait obtenus sur la perte de calorique éprouvée par les eaux thermales et les eaux ordinaires amenées, par une chaleur artificielle, à la même température.

« En conséquence, j'ai pris trois bouteilles à goulot

renversé et bouchant parfaitement avec des bouchons
de liége : je les désignai par A, B. C., la première
contenait 2 k. 192 gr. d'eau pure, la seconde 2 k., et
la troisième 2 k. 282 gr.

« J'ai rempli la bouteille A d'eau ordinaire et j'y ai
ajouté environ 13 grammes de muriate de soude, ce qui
est à peu près l'équivalent de ce que l'eau de Bourbonne contient de ce sel; les bouteilles B et C ont
été remplies d'eau minérale prise dans le grand pui-
sard qui est dans l'établissement thermal. Voici le résultat de la marche du thermomètre, plongé dans le
liquide des trois bouteilles, après avoir agité fortement
chaque fois pour bien mêler les différentes couches
qui se forment assez promptement dans un liquide
échauffé et qui est abandonné au repos :

	midi un quart. centig.	1 h. 45 m. centig.	3 h. 30 m. centig.	7 heures. centig.	10 heures. centig.
A,	48,10	56,75	50,52	24,40	22,00
B,	46,50	56,10	50,00	24,40	22,00
C,	46,75	56,00	50,00	24,40	20,00

« La température de la chambre qui, au commencement de l'expérience (midi 15 minutes), était à 21°
centig., n'était plus qu'à 19°,10 à la fin, c'est-à-dire à
10 h. du soir. Le flacon A, qui contenait l'eau ordinaire, a
perdu plus de calorique entre midi 15 m. et 1 h. 45 m.
que les flacons B et C, remplis d'eau minérale. Ce résultat est conforme à la loi connue du calorique
rayonnant; mais à partir de 3 h. 30 m., que la température était sensiblement égale dans les trois flacons,
la quantité de calorique perdue, dans un temps donné,

a été rigoureusement la même que celle qui a été abandonnée par l'eau ordinaire.

. . . .

« Il me resterait actuellement à expliquer, ou du moins à indiquer quelles sont les causes qui m'ont fait obtenir des résultats si différents de ceux que j'ai rapportés plus haut..... je me contenterai de faire connaître celles qui pourraient avoir eu quelque influence, et, pour le reste, je dirai à tous ceux qui se livrent aux sciences d'expérimentation : rapportez vos résultats tels que vous les obtenez, sans vous embarrasser s'ils cadrent avec vos idées ou s'ils leur sont contraires ; c'est un devoir dont la conscience fait une loi, et que l'avancement de la sience réclame.

. . . .

« En éclairant les médecins sur la véritable idée qu'ils doivent se former du calorique des eaux thermales, je crois avoir fait une chose utile à la science; car les préjugés ne sont pas seulement funestes en ce qu'ils ne sont point l'expression de la vérité, mais encore parce qu'ils empêchent notre esprit de s'exercer et qu'ils l'habituent à se contenter de raisonnements faux ou peu fondés. »

On peut encore consulter les recherches de M. Chevallier sur les eaux de *Chaudes-Aigues*[1] et celles, sur *Bourbonne-les-Bains*, faites en compagnie de M. Bertin[2].

---

[1] *Essai sur les eaux de Chaudes-Aigues*, (Cantal), *et Analyse thermale des eaux de cette ville*, entreprise par ordre du ministre de l'intérieur, par A. Chevallier, Paris, 1828. Broch. in-4° pag. 38 et suiv.

[2] *Recherches sur les eaux minérales thermales de Bourbonne-les-Bains*,

On doit conclure de tout ce qui précède que, dans l'état actuel de la science, il est impossible de constater aucune différence entre le calorique naturel et le calorique de nos foyers.

L'observation clinique modifiera-t-elle cette conclusion ?

ANALYSES CHIMIQUES.

Les limites que je me suis imposées, dans ce petit travail, ne me permettant pas de suivre, dans tous ses détails, l'analyse quantitative complète de l'eau d'Enghien, je me bonnerai à rappeler les résultats obtenus par les différents chimistes qui s'en sont occupés.

Je me réserve d'appeler spécialement l'attention sur la richesse sulfureuse des eaux d'Enghien comparée à celle des autres eaux minérales du même genre, et notamment de celles de la chaîne des Pyrénées, et sur les recherches que j'ai faites pour apprécier les variations de l'élément hépatique.

ANALYSE DE FOURCROY ET VAUQUELIN.

Publiée en 1788, près de quatorze ans après celle de Deyeux, cette belle analyse témoignait du progrès que la science devait aux deux chimistes français. Cependant ils partagèrent l'opinion généralement admise à cette époque sur la composition des eaux hé-

par M. A. Bassin, pharmacien à Bourbonne et M. Chevallier. — *Journal de Chimie médicale, de Pharmacie et de Toxicologie*, t. X, 1834, page 30.

pathiques, et notèrent que le principe sulfureux existait à l'état d'acide sulfhydrique ou d'hydrogène sulfuré tout à fait libre et dégagé de combinaison avec quelque base.

EAU, 1,000 grammes.	GR.
Eau en dissolution.	998,972

SUBSTANCES VOLATILES.

Acide hydrosulfurique libre.	0,097
. — carbonique.	0,202

SUBSTANCES FIXES.

Hydrochlorates de soude.	0,027
— de magnésie.	0,031
Sulfates de magnésie.	0,082
— de chaux.	0,572
Sous-carbonates de chaux.	0,239
— de magnésie	0,043
Silice	traces.
Matière végéto-animale.	Id.
	1,000,000

ANALYSES DE M. O. HENRY.

Lors de la création de l'établissement de M. Péligot, en 1822 et 1823, on voulut savoir si les sources n'avaient rien perdu de leurs propriétés, et M. O. Henry fut chargé de faire une nouvelle analyse. Ce chimiste fut le premier à annoncer que le principe sulfureux de l'eau d'Enghien ne se trouvait à l'état *d'hydrogène sulfuré libre* qu'en très-petite quantité, mais principalement à celui *d'hydrosulfate calcaire et magnésien.* Ce résultat, contradictoire avec le travail de Fourcroy et Vauquelin, fut, peu de temps après, confirmé par les analyses de Lonchamp et celles de MM. Frémy et Rivet.

Analyses rapportées à 1,000 grammes d'eau sulfureuse.

	Source Cotte.	Source de la Pêcherie.
Eau en dissolution.	998,267	998,669
SUBSTANCES VOLATILES.		
Azote.	0,017	0,010
Acide hydrosulfurique libre. . . .	0,018	0,016
— carbonique.	0,248	0,254
SUBSTANCES FIXES.		
Hydrosulfate de chaux.	0,017 [1]	0,019
— de magnésie . . .	traces.	»
Hydrochlorate de soude	0,030	0,020
— de magésie. . . .	0,010	»
Sulfate de magnésie.	0,105	0,075
— de chaux.	0,450 [2]	0,061
Carbonate de magnésie.	0,038	0,030
— de chaux. . . .	0,330 [3]	0,400
Silice.	0,040	0,051
Alumine.		
Matière végéto-animale.	quantité indét.	0,025
	1,000,000	1,000,000

[1] En 1836, M. O. Henry a trouvé pour 1,000 grammes d'eau sulfureuse :

GR.

Hydrosulfate calcaire avec traces du même sel magnésien, 0,0956
Et carbonate terreux. 0,2840

[2] M. O. Henry fait observer que la quantité de sulfate de chaux trouvée est due en grande partie aux ouvrages en maçonnerie au milieu desquels il a puisé l'eau sulfureuse pour ses expériences.

[3] Les carbonates terreux sont dans l'eau à l'état de bicarbonates

ANALYSES DE M. FRÉMY.

Plus tard, M. Fremy a été chargé d'analyser les sources de la Pêcherie : outre les sels déjà connus et la confirmation des faits avancés par M. O. Henry, il a signalé la présence du fer, circonstance importante pour le médecin.

ANALYSE DE LONCHAMP.

Je rapporte l'analyse de Lonchamp, parce qu'elle accuse la présence de plusieurs sels de potasse, qu'aucun chimiste avant lui n'avait mentionnés, et qui paraissent avoir été fournis par des circonstances exceptionnelles :

EAU, 1,000 grammes.

	GR.
Eau en dissolution.	998,9619

SUBSTANCES VOLATILES.

Azote.	0,0088
Hydrogène sulfuré libre.	0,0160
Acide carbonique libre.	0,0904

SUBSTANCES FIXES.

Sulfate de chaux.	0,1210
— de magnésie.	0,0470
— de potasse.	0,0225
Hydrochlorate de potasse.	0,0425
— de magnésie.	0,0107
Hydrosulfure de potasse.	0,0094
— de chaux.	0,0920
Carbonate de chaux.	0,4685
— de magnésie.	0,0525
Silice.	0,0521
Alumine.	0,0048
Matière végétale	traces.
	1,000,000

Depuis la publication de cette analyse, M. O. Henry
a fait, à différents intervalles, de nombreux essais pour
vérifier la présence du sulfate, de l'hydrochlorate et
de l'hydrosulfate de potasse. Les résultats furent toujours négatifs. J'insiste sur ce point, parce que c'était
une opinion généralement répandue à Paris, il y a
14 ou 15 ans, que les eaux d'Enghien étaient formées
artificiellement par du *sulfure de potasse.*

Je rapporte en note le mode que M. Henri a suivi,
et dont les résultats paraissent concluants [1].

Enfin, pour compléter le tableau des substances
que renferme l'eau d'Enghien, je dirai qu'en 1847

---

[1] « 4,000 grammes d'eau d'Enghien, puisés en septembre 1836
dans des vases très-propres, furent évaporés avec soin dans une cap-
sule de porcelaine neuve, jusqu'à réduction à siccité; ce résidu fut
fortement calciné à l'air; on le reprit par l'eau pure en petite quantité; on filtra, on ajouta du carbonate d'ammoniaque avec excès de base,
et après avoir chauffé, le dépôt fut séparé. La liqueur, filtrée de nouveau, fut évaporée à sec, reprise par l'eau, filtrée une troisième fois
et le produit peu abondant mis sur un verre de montre bien net;
quelques gouttes *d'acide oxichlorique, tout pur, n'y déterminèrent, même
après douze heures, aucun changement,* tandis qu'un tube légèrement
imprégné d'une liqueur de potasse, et plongé dans ce mélange, y dé-
termina de suite un dépôt blanc grenu que l'addition de l'alcool ren-
dait encore plus complet.

« J'ai répété cet essai trois fois avec le même succès; aussi je n'hé-
site pas à regarder l'eau d'Enghien *comme complètement exempte de sels
de potasse.* La proportion que l'analyse de M. Longchamp indique eût
été assez grande pour que cette épreuve ne laissât aucun doute. Je
répète donc que ce serait sans motif qu'on regarderait l'eau d'Enghien
comme minéralisée artificiellement et à dessein par du sulfure de potasse. » (*De l'Eau d'Enghien*, par M. Ossian HENRY, chef des travaux
chimiques de l'Académie de médecine. — *Journal de Pharmacie*, n° 9,
1837.)

M. Chevallier et moi avons trouvé qu'elles contenaient
de l'ammoniaque, et que nous n'avons pu y découvrir aucune trace d'arsenic. Nous avions cependant
agi sur les dépôts de la source où M. Fremy indique le
fer, et M. Fontan le manganèse.

COMPARAISON DES EAUX D'ENGHIEN ET DES AUTRES EAUX DU MÊME GENRE, SOUS LE RAPPORT DE LA RICHESSE SULFUREUSE [1].

On a nié pendant si longtemps la richesse sulfureuse
de l'eau d'Enghien, que l'on me permettra d'insister
sur ce sujet. Il est important de rétablir la vérité qu'on
s'est plû à méconnaître.

Cependant, je dois le dire, je ne partage pas l'opinion des médecins qui estiment une eau minérale
d'après le poids de tel élément. Pour eux, les eaux artificielles doivent être préférables aux naturelles, sous
peine de manquer de logique. Mais l'expérience ap-
prenant chaque jour que telle maladie, rebelle à l'action des eaux factices, est guérie par l'usage des eaux
naturelles, force nous est de chercher ailleurs que
dans un chiffre la cause de la guérison.

Cette cause est, sans contredit, dans la variété et
dans l'état des principes constituants. Vainement

---

[1] Je traiterai, à l'article EAU EN BOISSON, de l'importance de ces variations au point de vue médical.

m'objectera-t-on la faible proportion d'une substance; vainement me dira-t-on qu'il est plus rationnel de rapporter l'effet à la cause la plus sensible, et qu'il est ridicule, par exemple, de faire jouer un rôle à quelques millièmes de silice?

Quelle différence si grande y a-t-il donc, je le demande, entre la composition en poids du citrène, du camphène, de l'essence de citron et de l'essence de térébenthine[1]? Toutes les huiles qui les constituent ne sont-elles pas isomériques? Et cependant, qui s'avisera jamais de dire que l'essence de citron et l'essence de térébenthine sont même chose? L'odorat est ici notre guide. Ce sont ses impressions qui nous ont révélé des différences que la science avait ignorées.

Pourquoi donc n'en serait-il pas ainsi des autres organes? Pourquoi l'estomac, par exemple, ne serait-il pas sensiblement influencé par quelques millièmes de cette silice en dissolution? La découverte du *brôme,* de l'*iode*, de l'*acide crénique*, de l'*arsenic,* qui avaient échappé aux recherches de Boyle, de Duclos, de Bourdelin, de Margraff, de Monnet, de Bargmann, de Geoffroy, etc... N'est-elle pas venue apprendre la véritable cause des guérisons qu'on attribuait à d'autres substances, par cela seul qu'elles étaient en dominante?

Enfin, n'est-ce pas à l'existence de ces substances

[1] On sait que la formule de ces chlorhydrates est déterminée par leur capacité de saturation. Celle du citrène est double de celle du camphène ; aussi la formule du chlorhydrate de camphène est-elle (2 C^{20} H^{16}, 2 ch. H), tandis que celle du chlorhydrate de citrène est (C^{20} H^{16}, 2 ch. H).

dans des eaux de genres différents qu'il faut attribuer la guérison de maladies semblables?

C'est donc à tort que l'on ne donne pas à l'analyse qualitative l'importance qu'elle doit avoir. Nous sommes loin de savoir le dernier mot de la chimie sur les eaux, et ce sont les inconnues qu'elle seule peut dégager qui nous permettront de comprendre les méthodes empiriques auxquelles, bon gré mal gré, nous sommes obligés d'avoir recours la plupart du temps. Que de faits observés auprès des sources minérales, qui passeraient à l'Ecole pour des hérésies, et feraient sourire de pitié plus d'un professeur.

Je conserverai toujours le souvenir de la tempête que je soulevai à un de mes examens, en disant que les eaux sulfureuses froides, à base de chaux, pouvaient, dans quelques cas, guérir les fièvres intermittentes graves, rebelles au quinquina. Peu s'en fallut qu'on ne m'ajournât pour me laisser le temps d'apprendre le respect dû au quina. Cependant, j'en fus quitte pour une mercuriale sévère, qui ne m'empêcha pas de répéter comme autrefois Galilée : *e pur si muove; et pourtant elles guérissent!*

Revenons à notre sujet. Le principe sulfureux, *sans être le seul actif,* passant, d'après l'opinion générale, pour la substance la plus importante des eaux hépathiques, il était intéressant d'examiner à ce point de vue les eaux d'Enghien et les autres eaux sulfureuses. A cet effet, M. O. Henry a réuni et comparé, dans un tableau que je reproduis, les quantités de sulfure trouvées par les différents chimistes qui se sont occupés d'analyser les eaux minérales.

Il est curieux de voir que les eaux d'Enghien renferment une proportion de soufre plus considérable que les sources qui jouissent d'une grande réputation, telles que celles de *Barèges,* de *Cauterets,* de *Saint-Sauveur,* de *Bagnères-de-Luchon,* et que beaucoup d'autres n'en contiennent que le 1/4, 1/5e, 1/6e, 1/8e, 1/10e même et moins encore.

Les quantités de soufre sont déduites, soit de l'hydrosulfate de soude, soit du sulfure de sodium [1] contenu dans 1,000 grammes de ces eaux.

[1] L'hydrosulfate de soude cristallisé contient :

Soude.	27,8
Acide hydrosulfurique. .	14,4
Eau.	57,8

et représente :

Sulfure de sodium (sel porté dans les analyses de M. Longchamp).	Sodium.	19,64
	Soufre .	13,60

Eau minérale analysée 1,000.	CHIMISTES.	NOMS DES SOURCES.	Sulfure de sodium.	Représentant soufre.
			grammes.	grammes.
Luchon........	M. Longchamp (1).	Grotte inférieure......	0,0648	0,03548
	id.	Richard.............	0,0720	0,02944
	id.	Grotte supérieure......	0,0727	0,02031
	id.	La Reine	0,0631	0,02579
	id.	Source Blanche	0,0023	0,00094
Barèges.......	id.	Grande Douche......	0,0198	0,02026
	id.	Buvette	0,0421	0,01721
	id.	Bain de l'entrée......	0,0393	0,01606
	id.	Source tempérée......	0,0245	0,01001
	id.	Bain du fond.........	0,0270	0,01103
	id.	Polard.............	0,0270	0,01103
Cauterets.....	id.	Bruzaud...........	0,0385	0,01574
	id.	Espagnols...........	0,0334	0,01265
	id.	Pause..............	0,0303	0,01238
	id.	César..............	0,0303	
	id.	Laraillère...........	0,0194	0,00793
	id.	Le Pré	0,0159	0,00650
	id.	Le Bois............	0,0140	0,00572
	id.	Mahourat..........	0,0124	0,00567
Saint-Sauveur.	id.	Saint-Sauveur	0,0253	0,01034
	id.	Petit-Saint-Sauveur...	0,0121	0,00495
Bonnes.......	id.	La Buvette..........	0,0254	0,01025
	id.	La Douche...........	0,0254	0,01026
Eaux-Chaudes.	id.	L'Esquirette........	0,0090	0,00368
	id.	L'Arcehecq.........	0,0090	
	id.	Baudot............	0,0086	0,00352
	id.	Le Clot............	0,0063	0,00029
	id.	Le Rey............	0,0063	
	id.	Mainvielle...........	Q. indét.	
	M. Anglada (2).	Molitg.............	0,0145	0,00592
	id.	Sinça..............	0,0086	0,00352
	id.	Escaldas............	0,0111	0,00453
	id.	Lapreste...........	0,0034	0,00141
	id.	Thuez.............	Q. indét.	"
	id.	Arles, Escald.	0,01412	0,00577
		Marjui.............	0,01037	0,00433
	id.	Vernet (3)	0,01071	0,00806

CHIMISTES.	SOURCES ET LOCALITÉS.	PRINCIPE SULFUREUX.	Quantité.	Représentant soufre.
Henry.	Enghien (*) ...	Acide hydrosulfurique...	0,0130	0,04553
		Hydrosulfate calcaire....	0,0056	
Berthier.	Uriage (*)...	Acide hydrosulfurique...	0,0130	0,0508
		Hydrosulfate calcaire....	0,1100	
Morin.	Chamounix (*).	Acide hydrosulfurique...	0,0034	0,0124
		Hydrosulfate chaux......	0,0112	
Henry et Boullay.	Greoulx (source Guilbert (*).	Acide hydrosulfurique...	0,0207	0,0430
		Hydrosulfate chaux......	0,0440	

(1) Ces analyses ont été obtenues avec le *sulfure de cuivre*.

(2) Ces analyses ont été faites avec le *sulfure d'argent*.

(3) On a trouvé deux sources plus riches en soufre et ayant à peu près par litre 0gr.022 de ce principe.

(*) *Nota.* Toutes ces eaux *hydrosulfatées calcaires* peuvent être expédiées en bouteilles sans éprouver d'altérations, tandis que celles des Pyrénées, qui sont *thermales*, arrivent à Paris presque complétement dépouillées de leurs principes sulfureux.

RECHERCHES SUR LES VARIATIONS DU PRINCIPE SULFUREUX
CONTENU DANS LES EAUX D'ENGHIEN [1].

Les proportions des éléments constitutifs des eaux minérales varient dans certaines circonstances, c'est un fait reconnu et constaté pour la plupart des sources.

Mais quel est le caractère de ces variations?

Quelle influence exercent sur elles les saisons, chaudes ou froides, sèches ou pluvieuses?

Les différentes sources d'un même établissement éprouvent-elles, dans un temps donné, les mêmes vicissitudes?

Quel rapport y a-t-il entre ces variations et la rapidité de l'écoulement?

Telles sont les questions qu'il m'a paru intéressant d'étudier à Enghien. Mes recherches ont porté sur le principe hépatique, parce que, dans une eau sulfureuse, ce sont ses évolutions qui sont surtout importantes à connaître ; ensuite, parce que la proportion des hydrosulfates est toujours en raison directe de celle des carbonates, et en raison inverse de celle des sulfates. On verra plus loin qu'une eau sulfureuse *à base de chaux* est d'autant plus utile à la médecine, que la quantité du sulfate de chaux est moindre par rapport à celle des hydrosulfates et des carbonates

---

[1] Dans la séance du 21 août 1849, j'ai lu sur ce sujet, à l'Académie nationale de médecine, un mémoire que je publierai plus tard *in extenso*. J'ai cru qu'on verrait avec intérêt les faits principaux de ce travail consignés ici.

terreux. Les moyens employés ont été le sulfhydromètre
Dupasquier et le nitrate d'argent. Je sais qu'on a re-
proché au sulfhydromètre de ne pas donner la quantité
totale du soufre ; aussi, ai-je toujours opéré simultanément avec le nitrate d'argent, ce qui m'a fourni un
moyen de contrôle presque certain. Cependant, de
tous les essais que j'ai faits, et leur nombre est très-
considérable, je me crois autorisé à conclure que le
sulfhydromètre, quand on analyse une eau sulfureuse
froide *à la source même;* quand on traite l'eau minérale par le sulfate de zinc parfaitement neutre, pour
rechercher le soufre de l'hyposulfite qui pourrait y
être contenu; quand enfin on a soin de se mettre à
l'abri de ces causes d'erreurs, que les observateurs
attentifs et soigneux savent tous éviter, donne des
résultats presque identiques à ceux du nitrate d'argent. Du reste, c'est toujours du sulfure d'argent que
j'ai tiré le chiffre du soufre.

1° *Caractère de ces variations.*

Le caractère de ces variations est l'*intermittence irrégulière.* Telle source reste constante pendant deux,
trois et six mois, qui présente tout à coup de brusques
changements.

Le 1ᵉʳ mai 1842, 1,000 grammes d'eau puisés à la
source Cotte contenaient : soufre, 0ᵉ,0309 ;

Et le 2 mai, ils contenaient : soufre, 0ᵉ,0330 ;

Mais cette variation est la plus considérable que
j'aie eu à noter : ordinairement, le chiffre de l'oscilla-

4

tion quotidienne se maintient entre : soufre, 0ᵍ,0013 et 0ᵍ,0015.

2° *Influence des saisons*.

Les saisons froides ou chaudes, sèches ou pluvieuses ne paraissent pas avoir une influence marquée sur ces variations. J'ai trouvé quelquefois, après les pluies d'automne, une proportion de soufre plus forte que pendant l'été. M. O. Henry avait déjà fait la même remarque. Au mois de janvier 1837, 1,000 grammes d'eau puisée à la source Cotte lui ont donné :

Sulfure d'argent pur, 0,58 gr, soit soufre, 0,48 gr.

Aux mois de juillet et d'août précédents, il avait obtenu de la même quantité d'eau :

Sulfure d'argent pur, 0,55 gr.—0,57 gr., soit soufre, 0,046 gr.—0,047 gr.

Il serait intéressant d'étudier, après l'automne, les évolutions du principe sulfureux des eaux thermales : on sait qu'à cette époque leur température diminue; l'élément sulfureux diminue-t-il aussi?

3° *Rapports entre les variations observées dans les différentes sources*.

Bien qu'à Enghien les sources paraissent toutes émaner d'un foyer minéralisateur commun et voisin de leur griffon, le principe hépatique se conduit dans chacune d'elles d'une manière indépendante.

Dans la source *Cotte,* la proportion du principe sulfureux a augmenté, de 1841 à 1844, d'une manière lente et continue; la moyenne de 1841 l'emporte sur celle de 1844 de soufre $0^{gr},0133$. Depuis cette époque, on observe le phénomène inverse, si bien qu'il y a entre la moyenne de 1844 et celle de 1849 une différence de $0^{gr},0125$ au profit de la première.

Dans la source *Deyeux*, au contraire, cette proportion a été décroissante et a présenté entre les années 1841 et 1844 une différence en moins pour la dernière de, soufre $0^{gr},0094$. A partir de cette époque, ce chiffre du soufre a augmenté de telle sorte que, le 17 mai 1849, j'ai trouvé, soufre $0^{gr},0322$, c'est-à-dire $0^{gr},0300$ de plus que le 17 mai 1844, et $0^{gr},0012$ de plus que le 17 mai 1841.

Dans les sources *Rotonde* ou *Péligot* et *Bouland*, le même phénomène s'est présenté : la différence en moins, pour 1844, a été de, soufre $0^{gr},0085$ pour la source *Péligot*, et de, soufre $0^{gr},0031$ pour la source *Bouland*. Comme dans la source *Deyeux*, le soufre a augmenté depuis 1844. Le 17 mai 1849, j'ai trouvé, soufre $0^{gr},0376$, c'est-à-dire $0^{gr},0155$ de plus que le 17 mai 1844, et $0^{gr},0170$ de plus que le 17 mai 1841.

En comparant la marche du principe hépatique dans les différentes sources, année par année, on remarque que la source *Cotte* a présenté, au commencement de 1841, soufre $0^{gr},0113$ de moins que celle *Deyeux*, et qu'à la fin de 1844, la source *Cotte*, au contraire, l'emportait sur celle *Deyeux* de soufre $0^{gr},0114$; et enfin que depuis, la source *Deyeux* avait repris l'avantage, et que vers la fin de 1849, elle l'emportait sur celle *Cotte* de, soufre $0^{gr},0104$.

Que les deux autres sources étaient, avec celle *Cotte*, à peu près dans le même rapport que celle *Deyeux*, et qu'elles ont suivi son mouvement ascensionnel.

Ainsi, des sources presque contigues, essentiellement solidaires[1], d'origine qu'on est fondé à croire commune, présentent ce singulier spectacle d'un ac-accroissement dans les unes, coïncidant à une diminution dans les autres, du même principe constituant. Et, après quelques années, toutes choses égales d'ailleurs, cette marche cesse pour recommencer plus tard, et présenter des phénomènes inverses.

Si maintenant on réunit tous les essais partiels, ainsi que je l'ai fait dans le tableau ci-joint, pour en tirer des moyennes annuelles, on voit la moyenne de 1846 l'emporter de soufre $0^{g},0045$ sur celle de 1841, et la variation d'une année à l'autre être peu importante, de 1841 à 1849, mais très-notable, au contraire, de 1844 à 1846 inclusivement.

---

[1] La solidarité des sources de l'établissement est telle, qu'il suffit de baisser de quelques centimètres le niveau de l'une d'elles pour voir les autres cesser de couler.

TABLEAU COMPARATIF *indiquant : 1° la moyenne en poids du sulfure d'argent pur desséché à 120° (1), et du soufre qu'il représente, obtenu de 1,000 grammes d'eau sulfureuse d'Enghien, pendant une période de huit années; 2° la moyenne du volume d'eau fourni en vingt-quatre heures pendant les mêmes années.*

SOURCES DE l'Établissement des Bains.	1841.			1842.			1843.			1844.		
	Sulfure d'argent.	Soufre en poids.	Volume d'eau.	Sulfure d'argent.	Soufre en poids.	Volume d'eau.	Sulfure d'argent.	Soufre en poids.	Volume d'eau.	Sulfure d'argent.	Soufre en poids.	Volume d'eau.
	grammes.	grammes.	litres.	grammes.	grammes.	litres.	grammes.	grammes.	litres.	grammes.	grammes.	litres.
Cotte............												
Deyeux..........	0,247	0,0310	59,802	0,246	0,0309	49,658	0,256	0,0306	50,376	0,255	0,0330	42,940
Rotonde ou Péligot												
Bouland..........												
SOURCES DE LA PÊCHERIE.							(2)					
Vauquelin........												
Fourcroy.........	0,450	0,0583	10,170	0,442	0,0570	10,060	0,444	0,0575	9,080	0,577	0,0449	10,340

Voir pour les notes, page 54.

SOURCES DE l'Établissement des Bains	1845.			1846.			1847.			1848.		
	Sulfure d'argent.	Soufre en poids.	Volume d'eau.	Sulfure d'argent.	Soufre en poids.	Volume d'eau.	Sulfure d'argent.	Soufre en poids.	Volume d'eau.	Sulfure d'argent.	Soufre en poids.	Volume d'eau.
	grammes.	grammes.	litres.	grammes.	grammes.	litres.	grammes.	grammes.	litres.	grammes.	grammes.	litres.
Cotte........... Deyeux.......... Rotonde ou Péligot. Bouland.........	0,267	0,0346	52,573	0,274	0,0355	74,808	0,267	0,0346	31.277	0,267	0,0346	47,419
SOURCES DE LA PÊCHERIE. Vauquelin........ Fourcroy.........	0,395	0,0511	10,452	0,396	0,0514	9,048	0,367	0,0476	9,540	0,368	0,0477	10,573

(1) Je me suis arrêté à 120°, parce que la dessication à ce degré paraît suffire pour chasser toute l'eau adhérente au sel, ce dont, au reste, on pourra s'assurer en comparant la quantité d'argent donnée par un poids de sulfure transformé en chlorure. On doit trouver dans les deux cas la même quantité d'argent.

(2) Depuis le mois de juin 1843, les sources Vauquelin et Fourcroy se réunissent par des travaux souterrains dans un réservoir commun, et on ne peut plus les analyser séparément.

Si l'on réunit tous ces chiffres pour former une moyenne générale, on trouve : 1° que 1,000 grammes d'eau puisée aux sources de la Pêcherie, pendant les années 1841, 1842, 1843, 1844, 1845, 1846, 1847 et 1848, ont fourni sulfure d'argent pur desséché à 120 cent. . . . . . $0^{gr},364$, soit soufre pur $0^{gr},0471$.

2° Que la même quantité d'eau puisée aux sources de l'Établissement des Bains a fourni : sulfure d'argent pur desséché à 120 cent. . . . . . . $0^{gr},257$, soit soufre pur $0^{gr},0331$.

Différence en faveur des premiers. . . . . $0^{gr},107$, soit soufre pur $0^{gr},0140$.

On est amené à conclure de ces faits qu'il est nécessaire de faire des observations quotidiennes pour apprécier exactement les évolutions des principes des eaux minérales.

Il n'est pas rare de trouver, dans le courant d'une période, des points identiques; et si le hasard faisait, ce qui a dû arriver, que les analyses coïncidassent avec ces époques, on conclûrait que telle source ne présente pas de variations, alors qu'elle aurait pu en éprouver de très-grandes pendant le temps qui a séparé les essais.

Par contre, on est amené à comprendre pourquoi des observateurs également consciencieux, également habiles, mais opérant à des époques différentes, ont obtenu des résultats différents, bien que de part et d'autres les opérations fussent faites avec une scrupuleuse exactitude.

4° *Influence de la rapidité de l'écoulement*

Contrairement à l'opinion émise par M. O. Henri et d'autres observateurs, la richesse hépatique n'est pas fatalement en raison inverse de l'écoulement.

Les résultats des huit années d'observation consignés dans le tableau font voir que l'accroissement du volume d'eau, et partant, de *la rapidité de l'écoulement*, coïncide tantôt avec une augmentation, tantôt avec une diminution du principe sulfureux; si bien que l'année 1846 a présenté à la fois et l'écoulement le plus considérable et le chiffre le plus élevé du soufre.

L'écoulement n'exerce-t-il donc aucune influence sur la richesse saline d'une eau minérale? Bien qu'au premier coup d'œil les chiffres paraissent résoudre la question négativement, telle n'est pas cependant mon opinion.

Mais, me fondant sur les observations faites pendant les travaux d'aménagement qui ont été exécutés aux sources d'Enghien depuis 1835, je crois qu'il faut distinguer deux modes d'écoulement pour une même source.

Le premier, *libre*, est réglé par la nature. Il peut offrir des variations brusques ou lentes, sans qu'on puisse dire *à priori* quelles en seront les conséquences pour la constitution de l'eau.

Le deuxième, *forcé*, résulte de l'emploi des moyens artificiels, tels que pompes, etc. C'est à celui-là que doit s'appliquer le principe posé par M. O Henri. C'est dans ce cas seulement qu'il est rigoureusement vrai. L'explication qu'il en donne est ingénieuse et paraît très-probable; cependant il reste toujours à déterminer comment la nature s'y prend pour augmenter le volume d'eau sans diminuer la proportion de quelques-uns des principes constituants de cette eau? Comment il se fait que, dans certains cas, cette proportion et la rapidité du courant se trouvent simultanément accrus?

SECTION QUATRIÈME.

Considérations sur la formation des eaux minérales sulfureuses, et sur celles d'Enghien en particulier. — De la division des eaux sulfureuses
en plusieurs catégories.

CONSIDÉRATIONS SUR LA FORMATION DES EAUX MINÉRALES SULFUREUSES, ET SUR CELLES D'ENGHIEN EN PARTICULIER.

On a émis, sur la formation des eaux minérales, un grand nombre d'hypothèses plus ou moins ingénieuses, plus ou moins vraisemblables, tour à tour acceptées et rejetées. — On les a longtemps considérées comme le résultat de cette force « *primitive*, « *composante, énergique*, qui de la même impulsion a « créé les eaux minérales et soulevé les masses gra- « nitiques des Pyrénées. » Mais dans ces dernières années, renonçant à admettre l'influence des causes mystérieuses, on a cherché à porter sur ce sujet l'esprit d'investigation qui caractérise notre époque. On a pensé que la nature, toujours simple dans ses procédés, pourrait bien opérer au sein de la terre comme nous la voyons agir sous nos yeux. Pour les observateurs désormais placés à ce point de vue, les eaux minérales sont apparues comme de simples réactions chimiques.

Alors leur ancien prestige s'est dissipé. Avec eux ont disparu les préjugés, et la médecine a trouvé de nouveaux et puissants auxiliaires dans les sources que trop longtemps elle avait dédaignées. Les eaux sulfureuses d'Enghien peuvent revendiquer l'honneur d'avoir ouvert cette nouvelle voie de progrès. Frappé de leur caractère particulier et surtout de leur basse température, l'esprit osa tout d'abord leur chercher une cause simple. MM. Chevreul et Brogniart présumèrent, il y a déjà longtemps, qu'elles résultaient de la décomposition du sulfate de chaux. Plus tard, M. O. Henry, dans de patientes et laborieuses recherches, reprit les faits que ses devanciers n'avaient qu'indiqués, les étendit, les compléta par de nombreuses expériences, et, avec une élévation de vues remarquable, formula sa théorie de la genèse des eaux sulfureuses pyrénéennes ou autres, chaudes ou froides. Il est le premier qui, dans une synthèse rigoureuse, ait assigné à des sources d'apparence si différente, un mécanisme de formation unique.

Nous allons rapidement analyser la théorie de M. O. Henry, aujourd'hui généralement admise.

En examinant attentivement les éléments qui constituent les eaux de cette classe, il a été frappé de voir le sel sulfureux *toujours* accompagné d'un carbonate de la même base, et ces deux sels se présenter dans un rapport tel que, lorsque la proportion de l'un augmente ou diminue, l'autre suit une marche analogue. Puis, de constater souvent la présence des acides carbonique et hydrosulfurique libres.

Ce fait, qui ne présente pas d'exception, l'a amené à penser que ces sels avaient une origine commune et trouvaient dans la décomposition de certains sulfates, par l'intermède d'un corps carbonné ou hydrocarbonné, une explication rationnelle. La chaleur, on le sait, bien qu'un auxiliaire puissant, n'est pas indispensable à cette décomposition ; elle a lieu aussi, quoique moins rapidement, sous l'influence seule de l'eau, à la température ordinaire et par le contact des matières organiques.

Si l'on introduit dans un flacon, du sulfate de chaux pur et une matière organique (amidon, albumine, gomme), et que le tout soit recouvert d'eau, sans laisser accès à l'air, on trouve, après un contact suffisamment prolongé, que la liqueur répand une odeur d'œufs couvés, et qu'elle contient de l'*hydrosulfate*, du *sulfate* et du *carbonate calcaires*, associés principalement aux acides carbonique et hydrosulfurique.

Les mêmes phénomènes se présentent si on remplace le sulfate de chaux et la matière organique par du *gypse efflorescent*, pris soit à *Montmartre*, soit à *St-Chaumont*, soit à *Belleville*, soit à *Montmorency*, soit à *Angoulême*, etc. Le gypse est accompagné d'une matière organique qui suffira toujours, sans le secours d'aucune substance étrangère, à le décomposer après un mois ou deux. On peut en dire autant des sulfates de soude et de magnésie en présence de l'amidon. Ces sels donneront toujours, après un certain temps, une liqueur très-hydrosulfatée. M. Fontan a vu, à *Bagnères-de-Bigorre*, « une *eau hydrosulfatée sodique*, se produire par le passage d'un courant d'eau chargée de *sulfate de soude* à travers un banc tourbeux de quelques mètres d'épaisseur. L'eau, à la sortie de ce banc, avait un caractère sulfureux non équivoque, dont elle n'indiquait aucun signe avant d'y pénétrer. Ainsi, cette eau sulfureuse s'était produite par la réaction de matières hydrocarbonées sur le sulfate alcalin. »

En se rappelant la constitution géognostique du bassin des environs de Paris, on conçoit de suite ce qui doit se passer à Enghien. Le banc de gypse qui fait partie du terrain tertiaire de cette localité, traversé par un courant d'eau, se décompose sous son influence. Le sulfate de chaux se change en *hydrosulfate,* en *carbonate calcaire* avec un excès d'acides *carbonique* et *hydrosulfurique.* M. O. Henry pense que dans l'origine l'acide hydrosulfurique est entièrement fixé, et que c'est à l'action successive de l'air et de l'acide carbonique libre sur le sel hépatique, qu'est due la petite partie d'hydrogène sulfuré libre qui se dégage sans cesse à la source, et dont une portion reste dans l'eau. Quant à l'azote dont MM. Frémy et Rivet ont aperçu le dégagement gazeux à l'une des sources, il l'attribue à la décomposition de l'air par l'*hydrosulfate,* ainsi, du reste, que M. Anglada l'a pensé pour les eaux des Pyrénées.

Cette circonstance m'a fait présumer que l'azote, à l'état naissant devait, au milieu de ces décompositions, trouver de l'hydrogène au même état et former de l'ammoniaque ; présomption que l'expérience a justifiée ainsi que je l'ai dit.

S'agit-il maintenant d'expliquer à l'aide de cette hypothèse la formation des eaux sulfureuses pyré-

néennes? Rien de plus simple. Observons d'abord,
que celle qui leur assigne pour cause la décomposition des pyrites, ne peut supporter un examen réfléchi
non plus que la théorie qui place dans les terrains pri-
mitifs leur foyer minéralisateur. M. O. Henry fait remarquer, avec juste raison, que les granites, les siennites,
les feldspath, par exemple, qui font la base de ces couches terrestres, renferment des roches *à base de potasse*
et très-rarement *à base de soude;* or, dans l'analyse
des eaux sulfureuses pyrénéennes on ne reconnaît
presque que des composés salins à base de soude (carbonate, sulfate, muriate et hydrosulfate), avec quelques traces de sels calcaires, et quelques traces aussi
seulement de sels potassiques. Pourquoi cette absence de ces derniers sels, si les eaux résultent de leur
action dissolvante sur les produits des roches felds-
pathiques, dont la potasse est un des principes élé-
mentaires?

Force est donc de chercher avant tout un gise-
ment qui présente des sels de soude. Les terrains secondaires et de transition sont dans cette condition.
On remarque, dans l'ensemble des matières qui les
constituent, des bancs de houille contenant du sel
gemme, que l'on sait toujours accompagné de sulfate
de soude. C'est là le point de départ que M. O. Henry
assigne aux eaux *hydrosulfatées alcalines* des Pyrénées.

« A des profondeurs, dit-il, probablement considérables et sous des influences électro-chimiques,
ou par celles de la chaleur centrale du globe, le sul-

fate de soude ne peut-il pas être facilement transformé, par les matières hydrocarbonées de la houille,
en *sulfure de sodium* et en *carbonate de soude*, puis
même en une petite quantité de *soude libre* avec de
la *silice*, comme un chmiste habile en a admis l'existence dans les eaux sulfureuses qui nous occupent?
A l'inspection de la composition de ces dernières, en
effet, on y reconnaît tous les ingrédients, et cela, pour
toutes sans exception, qui se rattachent à une formation de ce genre. Ainsi, à côté de l'hydrosulfate, à
base de *soude,* on voit le *carbonate* de la même nature, et peut-être aussi la *soude libre,* le muriate et le
sulfate de soude, la *silice,* puis quelques traces de *sulfate et de carbonate calcaires*, enlevées également aux
mêmes terrains, par l'action de l'eau échauffée, dans
ces foyers minéralisateurs. Cette eau vient ensuite
sourdre à la surface du sol en traversant les terrains
granitiques, plus abondants à la surface de la chaîne,
et suivant les vissicitudes, présente des différences
dans sa température dans la proportion de ses in-
grédients, mais *toujours la présence de chacun
d'eux.* »

La concomitance des *sulfate, muriate, hydrosulfate*
et *carbonate* de soude appuie, selon l'auteur, l'opinion
qu'il admet sur la production du *carbonate* et du *sulfure sodique*, dans l'action de matières *hydrocarbonées* ou *carbonées* sur le sulfate alcalin primitif.

M. O. Henry considère la *glairine, pyrénéine* ou
barégine, soit comme un produit *pseudo-organique,*
formé presque de toute pièce par l'action de l'eau

sur des substances hydrocarbonées, soit, comme le résultat de l'organisation de germes en contact avec ces eaux, et pouvant donner lieu à des *animalcules infusoires,* ou à des *végétaux particuliers* de l'ordre des arthrodiées qui affectent ces milieux, comme on voit certains *byssus,* certains *champignons,* certaines *mousses,* etc., se développer de préférence dans tel ou tel milieu et au sein de tel ou tel liquide. » Les recherches de M. Fontan sur la glairine confirment cette opinion.

Ainsi, dans cette hypothèse, « la formation des eaux sulfureuses thermales des Pyrénées, due à une cause uniforme, aurait lieu dans un petit nombre de foyers minéralisateurs communs, d'où émaneraient les origines de plusieurs sources. »

Cette opinion a l'incontestable mérite de satisfaire l'esprit, et, avec le secours seul de nos connaissances et de la logique, de rendre raison de phénomènes que l'amour du merveilleux rattachait à des causes mystérieuses.

DE LA DIVISION DES EAUX SULFUREUSES EN PLUSIEURS CATÉGORIES.

Je m'appuierai sur ces considérations pour rejeter la classification des eaux sulfureuses proposée dans ces derniers temps. On sait qu'il s'agissait de les diviser en deux classes : La première comprendrait, sous la dénomination de *primordiales* ou *naturelles,* la plupart des sources des Pyrénées : La seconde comprendrait, sous la dénomination de *secondaires* ou *accidentelles*, quelques sources des Pyrénées ; celles d'Allevar, d'Enghien, d'Uriage, de Pierrefonds, etc.

Nous ne pouvons entrer ici dans la discussion approfondie des motifs sur lesquels on fait reposer cette classification. Je dirai, cependant, qu'il me paraît peu rationnel de limiter la puissance de la nature à telle ou telle couche de terrain ; que la dénomination d'*accidentelles* donnée aux sources qui prennent naissance dans les terrains *tertiaires* (et non dans les *secondaires*, comme on l'a dit,) ne s'appuie sur aucune raison sérieuse. Toutes les eaux sulfureuses sont le résultat d'*accidents chimiques* ou *électro-chimiques*, à moins qu'on ne les suppose formées de toute pièce par l'*Etre suprème*, le jour de la création, et que, placées dans un réservoir dont la capacité aurait été proportionnée par sa sagesse à la durée du monde, elles s'échappent, chaque jour, pour les besoins de notre conservation, par un nombre d'ouvertures calculé et invariable.

Si par *accidentelles* on veut dire *artificielles*, on n'est pas davantage dans le vrai. L'analyse constate dans ces eaux une série aussi variée de substances que dans celles qu'on propose d'appeler naturelles, et il est tout aussi impossible de les reproduire artificiellement.

Je crois que toute division reposant, d'une part, sur le chiffre de l'élément sulfureux seul, et de l'autre sur une prétendue supériorité d'action, est irrationnelle.

Je pense que prenant pour point de départ les

considérations que M. O. Henry a émises, on pourrait diviser les eaux minérales qui nous occupent en deux groupes distincts :

Le *premier* renfermant toutes celles à base de soude et de potasse serait appelé *groupe des eaux sulfureuses secondaires* ou *de transition*. Le *second*, renfermant toutes celles à base de chaux, serait appelé *groupe des eaux sulfureuses tertiaires*.

Cette classification *naturelle* aurait le mérite de rappeler à l'esprit l'origine de chaque source, et à l'aide des plus simples notions de géologie, il pourrait immédiatement compléter la nomenclature des éléments qui la constituent. Ce serait, en outre, un cadre neutre dans lequel chacune trouverait la place que la nature lui a assignée et qui résoudrait, selon son vœu apparent, la question insoluble de valeur absolue.

SECTION CINQUIÈME.

PROPRIÉTÉS MÉDICINALES DES EAUX D'ENGHIEN.

Considérations générales. — Principaux symptômes développés chez l'homme sain par l'usage de l'eau d'Enghien. — Action sur les systèmes : cutané, nerveux, sanguin et lymphatique.

Le mode d'action thérapeutique des eaux d'Enghien est, comme celui de toutes les eaux sulfureuses, difficile à déterminer. Elles guérissent des maladies d'apparence fort différente : ce qui n'étonnerait peut-être pas si on réfléchissait au grand nombre de substances qui entrent dans leur composition. Chacune d'elles a des propriétés particulières, et il doit arriver quelquefois que la guérison est due à la présence de principes constituants auxquels on ne pensait pas. C'est en vain qu'on objectera la faible quantité de ces principes : « Moins d'un millième de substance ajoutée ou sous- « traite dans une composition y produit des chan- « gements de propriétés notables, » a dit Guyton-Morveau.

Nous allons successivement passer en revue les in-grédients de l'eau d'Enghien, en les considérant à l'état sous lequel la nature les y a placés.

L'*acide carbonique* combat l'inappétence, la gastro-dynie, les rapports aigres, les vomituritions. Dans cer-tains cas d'irritation, d'inflammation légère, il modi-fie favorablement l'état particulier des organes gastri-ques.

A l'*extérieur*, il irrite la peau et augmente son ac-tion ; sous ce rapport, c'est un dérivatif salutaire.

L'acide *hydrosulfurique* a une action très-connue sur la circulation, qu'il active, et sur la peau , qu'il irrite en produisant des démangeaisons, des picote-ments, etc., etc.

L'*hydrosulfate de chaux,* pris à l'intérieur, accélère la digestion, provoque assez souvent des nausées, des rapports nidoreux, des déjections alvines , auxquelles succède ordinairement une constipation opiniâtre ; en même temps, le pouls devient plein, fréquent, la cha-leur de la peau augmente, ainsi que la transpiration, mais la sécrétion urinaire rarement.

La membrane muqueuse des organes respiratoires et génitaux urinaires est surtout excitée. Cette pro-priété le rend utile dans la bronchite chronique, le premier degré de la phthisie, dans les écoulements leucorrhéiques, etc.

En bains, il convient contre les affections cutanées chroniques, les scrofules, etc.

M. le professeur Chemel pense que l'action si fré-quemment curative de l'eau d'Enghien dans la pharyngite granulée est due à la présence de ce principe. A l'appui de cette opinion, ce savant praticien m'a cité plusieurs malades qui, ayant pris les *eaux Bonnes* sans succès, ont été guéris par celles d'Enghien [1].

L'hydrosulfate de magnésie, dont l'action du reste est peu connue, paraît être moins actif que celui de chaux et agir plus particulièrement sur le tube digestif.

Le *chlorure de sodium* agit sur la digestion. Il est nécessaire à l'homme, et M. Boussingault a démontré depuis longtemps qu'il ne l'était pas moins aux animaux. Il est digne de remarque que les ordres monastiques les plus sévères n'en ont jamais interdit l'usage.

M. Plouvier (de Lille), dans un *mémoire* sur le chlorure de sodium, et le rôle que joue le sel dans l'alimentation chez l'homme, conclut des expériences auxquelles il s'est livré, que le sel est : 1° un condiment jusqu'à son entrée dans l'estomac ; 2° un réactif dans le viscère et les intestins ; 3° un producteur d'une quantité plus considérable de chyle par son influence sur les éléments du chyme ; 4° un excitateur des vaisseaux absorbants intestinaux ; 5° un modificateur avantageux du sang, en diminuant ses proportions d'eau ; 6° un agent principal de dissolution de la fibrine et de l'albumine ; 7° un des agents qui poussent à l'augmentation ou à la création des globules ; 8° un coadju-

---

[1] Voir mon *Mémoire sur la pharyngite granulée*, inséré dans la *Revue médico-chirurgicale de Paris;* juillet 1849.

teur de la plus haute importance dans l'acte de l'hématose, aide sans lequel le sang ne rougirait pas par le contact de l'oxigène de l'air ; 9° enfin, un auxiliaire de grande valeur dans l'acte d'assimilation et de désassimilation.

La présence du chlorure de sodium, dans *toutes* les eaux minérales, est un fait intéressant et digne de remarque. Il y est dans une proportion assez forte, qui varie de 1/39° aux 3/4 de la totalité des sels [1].

Son action est très-grande. Il imprime un caractère particulier aux eaux sulfureuses qui le contiennent. Ce fait est très-sensible quand, dans une affection cutanée, on mélange une eau sulfureuse avec de l'eau salée, ou qu'on emploie l'eau sulfuro-saline d'Uriage.

Le *sulfate de magnésie* joint à ses propriétés purgatives bien connues, celle d'être *altérant* quand on l'administre à petites doses. Il peut ainsi favoriser la résolution de quelques engorgements.

Le *carbonate de magnésie* est un anti-acide qui détruit les aigreurs, le pyrosis (fer chaud), les flatulences, etc.

Le *carbonate de chaux* se trouve dans les eaux d'Enghien à l'état de bicarbonate. C'est à ce sel qu'elles doivent une grande partie de leurs propriétés médi-

---

[1] On trouve pour les eaux :

Sulfureuses,		du 1/39° aux 3/5
Acidules,	une proportion	du 1/5 aux 3/5
Salines,	de chlorure de sodium,	des 2/3 aux 3/4
Ferrugineuses,	qui varie :	du 1/4 aux 4/9

cales. M. Alphonse Dupasquier, de Lyon[1], a établi, par des expériences directes et comparatives, que de tous les composés calcaires solubles contenus dans les eaux, le *bicarbonate de chaux* était le seul qui ne les rendit pas séléniteuses, et qu'il offrait l'avantage énorme de *fournir à l'organisme la matière calcaire qui lui est indispensable, tout en favorisant la digestion à la manière du bicarbonate de soude.*

Je puis assurer que, jusqu'à présent, il me paraît agir d'une manière *certaine* dans les maladies du système lymphatique, les scrofules, le rachitisme, etc., et qu'il est indiqué toutes les fois que le malade est d'une constitution faible, chétive, que son moral est craintif, anxieux, qu'il se préoccupe beaucoup de sa santé ; que la moindre promenade au grand air l'abat et l'accable ; qu'il transpire avec facilité ; qu'il est très-sensible au froid ; que la peau est sèche, rude, couverte d'écailles furfuracées ; qu'il sue facilement de la tête, que ses cheveux tombent, qu'il a de la suppuration aux yeux, du larmoiement au grand air ; qu'à la sécheresse de la langue se joint le défaut d'appétit avec soif continuelle ; que l'estomac paraît pesant à jeun et après avoir mangé ; que le bas-ventre est dur et gonflé ; qu'il y a défaut d'appétit vénérien ; que la puissance génitale est faible ; qu'il y a métrorrhagie et que les règles sont précédées de flueurs blanches causant de l'ardeur et des démangeaisons.

---

[1] Dans son *Traité des eaux de source et des eaux de rivière*, publié en 1839.

Dans le catarrhe pulmonaire, lorsque les crachats sont jaunes et fétides, qu'il y a de l'oppression, de l'ardeur dans la poitrine, le carbonate de chaux a pu calmer.

Coupé avec du lait, Hufeland [1], l'un des praticiens les plus distingués de l'Allemagne, l'a employé avec succès dans la phthisie pulmonaire. Mais quel remède n'a-t-on pas préconisé contre cette maladie ?

Quant au *fer*, ses propriétés sont aujourd'hui si bien constatées, qu'il suffit d'indiquer sa présence. C'est un puissant adjuvant du soufre, de la chaux et de la magnésie.

Le *mangnèse* possède à peu près les mêmes vertus que le fer ; on l'emploie surtout dans l'aménorrhée et la chlorose [2].

Enfin l'*ammoniaque* me paraît exercer une action salutaire sur le système nerveux, et seconder puissamment l'effet des autres substances dans le traitement

---

[1] *Manuel de médecine pratique*, traduct. de Jourdan. Paris, 1848.

[2] Voir l'excellent article de M. le docteur Martin Lauser sur l'action du manganèse contenu dans les eaux de Cransac, *Journal des connaissances médico-chirurgicales*, 1849. D'autres auteurs se sont encore occupés des effets thérapeutiques du manganèse. Parmi eux nous citerons :

Thompson, *Chemistry of inorganic bodies*, vol. XI, p. 587.

Ure, *Remarks on gout*, London, *Medical Gazette*, nov. 1844.

Gendrin, Paris, 1847.

J. D. Hannon, *Etudes sur le manganèse*. Bruxelles, 1849.

J. Pereyra, *Materia medica*. Londres, 1849.

Voir aussi le *Journal général de médecine* et le *Journal de chimie médicale*, t. VIII.

de l'asthme essentiel, et, en général, des affections nerveuses des organes de la respiration, etc.

Je n'ai pas l'intention de tirer de cet examen des déductions thérapeutiques contestables. Je sais que les eaux minérales, comme tous les médicaments composés, ont un mode d'action propre, différent de celui des éléments employés isolément, et que sa connaissance est, avant tout, ce qui intéresse le médecin. Mais je sais aussi que la logique ordonne de procéder du simple au complexe, du connu à l'inconnu, et je crois que les eaux sulfureuses particulièrement seraient d'une application beaucoup plus facile et plus sûre, si on était fixé d'une manière incontestable sur les propriétés médicinales et le mode d'action thérapeutique, ne fût-ce que d'un petit nombre de leurs éléments principaux. Les eaux alcalines sont un exemple frappant de ce que j'avance. Depuis le jour où l'action *dissolvante* du bicarbonate de soude a été mise hors de doute, l'usage de ces eaux a cessé d'être purement empirique, et si l'on se rappelle les belles recherches de Hastings, Wilson, Kattenbrumer, etc., sur la formation des engorgements pathologiques, on voit que l'emploi du bicarbonate de soude pour les résoudre est des plus rationnel.

C'est dans ce but que j'ai appelé l'attention sur le bicarbonate de chaux ; son rôle est pour moi des plus importants, et l'autorité des recherches de M. Dupasquier (de Lyon) confirme cette manière de voir.

Pour se rendre un compte exact de l'action d'une eau minérale, il faut, en quelque sorte, faire le procès-verbal des symptômes qu'elle développe chez l'homme sain, et chercher ensuite à les grouper systématiquement. C'est ce que nous allons essayer d'esquisser.

PRINCIPAUX SYMPTÔMES MORBIDES DÉVELOPPÉS CHEZ L'HOMME SAIN, PAR L'USAGE DE L'EAU D'ENGHIEN [1].

Un individu bien portant qui se soumet à l'usage des eaux d'Enghien ne tarde pas, s'il en prend une dose assez forte[2], à éprouver un certain nombre des symptômes suivants :

Irritabilité : anxiété le soir, au lit, qui empêche de dormir, sans accélération des mouvements du cœur.

Mal de tête pressif, et accompagné d'un sentiment de vide, avec étourdissements, légers élancements et nausées (sur moi).

Afflux du sang vers la tête et fréquentes bouffées de chaleur, avec rougeur de la face et chaleur au front (sur moi).

Quelquefois, douleur névralgique très-vive dans la région temporale, avec pâleur de la face ou coloration circonscrite aux pommettes.

Sensibilité des yeux en les remuant; ardeur et cuisson des yeux (M. B. — Sur moi).

---

[1] On comprend que, dans un cadre aussi restreint, que celui de ce travail, je n'ai dû rapporter que les symptômes les plus saillants. Je compte publier plus tard le résultat complet de mes recherches.

[2] Dans certains cas, la dose a été portée jusqu'à trente et quarante verres dans les vingt-quatre heures. .

Tremblement de l'une ou l'autre des paupières supérieures. (Mlle T.)

Bourdonnements, tintements, chaleur dans les
oreilles.

Prurit aux oreilles et *au nez.*

Gerçures *aux lèvres*, qui sont enflées ; dents douloureuses et sensibles à l'air frais ; gonflement et saignement des gencives ; aphtes.

Activité plus grande de la salivation, ou sécheresse
de la bouche, avec langue blanche et pâteuse : pointe
rouge, hérissée de petits follicules; soif ardente, difficilement calmée par les boissons. (Mlle Lam...)

La gorge est sèche, sensible, douloureuse pendant la
déglutition, qui est difficile; les amygdales sont enflées.

Resserrement spasmodique du pharynx; sensation
d'une plaie vive dans l'arrière-gorge. (Mme Del...)

Bouche mauvaise : rapports acides, amers, d'œufs
pourris; perte d'appétit ou faim canine, accompagnée
quelquefois d'un sentiment de bien-être.

Le plus souvent, *pesanteur d'estomac* après les
repas; regurgitations des aliments, éructations fréquentes.

L'épigastre est douloureux au toucher.

Ventre ballonné, dur ; flatulence nidoreuse, souvent
sans douleur, quelquefois accompagnée de tranchées
qu'une selle diarrhéique soulage.

Déjections dures, peu abondantes, comme marron-
nées, fétides, répandant une forte odeur d'œufs pourris.

Dans les premiers jours, selles diarrhéiques, avec

ténesme et tranchées, quelquefois légèrement sangui-
nolentes.

Les hémorroïdes sont gonflées, douloureuses et suin-
tantes.

Ardeur *à l'anus* après la défécation.

Fréquente envie d'uriner. L'émission de l'urine est
souvent accompagnée de douleur, d'ardeur dans l'u-
rètre ; le méat est rouge et comme enflammé.

L'urine est tantôt abondante, tantôt rare, d'un
rouge foncé, répandant une mauvaise odeur et laissant
déposer un sédiment briqueté au fond du vase ; ou
d'une couleur blanche, comme laiteuse, et laissant un
dépôt blanc.

Douleur sourde *dans les parties génitales externes ;*
exaltation des désirs vénériens, qui cesse par une éja-
culation involontaire.

Pollutions nocturnes fréquentes pendant les huit premiers jours, sans rêves voluptueux ; plus rares ensuite.

Affaissement de la puissance génitale : perte sémi-
nale sans érection.

Chez la femme, prurit dans le vagin et aux lèvres ;
pendant le coït, cuisson dans le vagin.

L'époque des règles est devancée quelquefois de
cinq à dix jours (six fois sur dix) ; elles durent plus
longtemps ; à l'âge critique, elles reparaissent après
un intervalle de trois, quatre et cinq mois.

Les règles s'accompagnent de rêves voluptueux.

Flueurs blanches âcres avant et après les règles.

Coryza fréquent, enchifrènement : saignement au
nez.

Perte de l'olfaction : quelquefois odeur d'œufs pourris qui poursuit partout.

Enrouement, surtout le matin, et sécheresse de la gorge, avec cuisson au larynx.

Toux sèche, tantôt la nuit seulement, tantôt la nuit et le jour.

Toux avec crachats abondants, visqueux et inodores, souvent striés de sang.

La poitrine est douloureuse pendant la nuit; point de côté.

Besoin de faire des inspirations profondes.

Respiration difficile, sifflante.

Auscultation : râle sonore, *grave,* quelquefois *sibilant;* râle sous-crépitant, surtout à la base des poumons[1].

Respiration faible, avec matité; râle crépitant à la partie postérieure et inférieure du poumon droit. (M. P.)

Battement de cœur, sans anxiété; pouls inégal.

Douleurs dans *la région lombaire* très-vives, quand on veut se lever ou s'asseoir.

Quelquefois le mouvement de la voiture calme ces douleurs.

Douleurs erratiques dans les membres et les doigts; contusives dans les articulations, principalement des genoux et de l'épaule.

Prurit et éruption vésiculeuse aux membres infé-

---

[1] Sur un homme de vingt-quatre ans, qui avait bu huit verres d'eau pendant dix jours.

rieurs ; les dartres anciennes reparaissent : elle guérissent promptement si on suspend l'eau.

Sommeil tardif et agité : cauchemar ; peau sèche ; le
matin, au réveil, lassitude générale, accablement.

Transpiration nocturne ou diurne, avec les extrémités froides.

ACTION SUR LE SYSTÈME CUTANÉ.

Bien que l'étude des eaux sulfureuses laisse beaucoup
à désirer, il est certains points qu'une longue expérience a élucidés, et que de nouvelles guérisons viennent
chaque jour éclairer. Il suffit d'examiner, ainsi que
nous l'avons fait, chacune des substances qui constituent l'eau d'Enghien, pour s'apercevoir que son action
sur la peau doit être très-énergique ; elle la *décape* et
stimule les fonctions de ses divers appareils.

Prise avec mesure, elle purge rarement ; aussi ne
produit-elle, comme on disait le siècle dernier,
« qu'une commotion douce et légère, laquelle se di-
rige du centre à la circonférence et suscite la fièvre. »
A des doses plus élevées, la fièvre est augmentée et
d'abondantes sueurs ne tardent pas à couvrir le malade. C'est *l'appareil critique artificiel de Bordeu.*

Souvent on observe alors sur la peau une éruption (*Psydracia thermalis*) plus ou moins vive et
étendue.

Cette excitation périphérique produit une salutaire
dérivation, et rétablit une fonction dont l'importance a
été démontrée empiriquement par plusieurs siècles

d'observation. M. Fourcault en a donné expérimentalement la raison. Dans ses *Recherches sur les animaux*,
il a constaté que l'on voit survenir, *comme effet de la
suppression graduée ou partielle de la transpiration cutanée des phlegmasies subaigues, des irritations chroniques, une formation de tubercules dans divers organes, une altération profonde de la nutrition* [1].

Si l'on admet cette étiologie des maladies chroniques les plus communes, on comprendra pourquoi les
eaux guérissent ces affections ou enrayent leur marche [2]; mais je pense que le mouvement excitatif et ré-
vulsif qu'elles impriment à l'organisme ne suffirait
pas, si portées par l'absorption dans le torrent circu-
latoire, elles n'allaient modifier, *altérer*, la composition chimique des liquides. Nous verrons plus loin, à
propos des bains, que l'on peut à volonté graduer leur
action, ce qui permet de les employer pour combattre
certains états pathologiques où une excitation générale
serait dangereuse.

ACTION SUR LE SYSTÈME NERVEUX.

L'action de l'eau sulfureuse d'Enghien sur le système nerveux est souvent très-sensible et très-prompte.
Les phénomènes qu'on observe alors présentent,

[1] Fourcault, *Influence de la suppression de la transpiration cutanée
dans la production des inflammations*. (Mémoire présenté à l'Académie
des sciences le 26 mars 1858.)
[2] Voir plus loin l'article *Maladies de la Peau*.

comme tout ce qui se rattache à ce système, une
grande variété dans leur forme, leur marche, leur
durée. Quelquefois ce sont des accidents généraux qui
inquiètent le malade et lui font croire que les eaux
sont contre-indiquées ; d'autres fois, l'action se porte
plus particulièrement sur certains nerfs crâniens ou
premiers cervicaux. Ordinairement elle s'arrête à
l'ophtalmique de Willis. Jamais je ne l'ai vue des-
cendre aux branches maxillaires.

Le fait suivant est presque une expérience physiologique.

Observation première.

Douleurs consécutives à l'usage interne de l'eau d'Enghien, et ayant leur siége
sur les rameaux frontaux et nazaux de l'ophtalmique de Willis : elles cessent
quand on suspend l'*eau minérale*.

M. Bossu, âgé de trente-trois à trente-six ans,
d'une bonne constitution, ne peut digérer le pain
ordinaire. Il mange dans les vingt-quatre heures
60 à 90 grammes de pain de gruau ; tous les autres aliments passent sans aucune incomodité. M. B...
boit l'eau sulfureuse d'abord coupée avec de la
mauve, ensuite pure : après un mois de traitement
l'appétit était revenu et l'anomalie avait disparu.

Voici ce que nous avons observé pendant le cours
de cette cure : environ une heure après avoir bu le
premier demi-verre d'eau coupée avec de la mauve,
M. B.... commence à éprouver quelques douleurs à la

racine du nez ; elles continuent et s'accroissent après le deuxième demi-verre ; elles se dissipent dans la soirée. M. B.... ne souffre plus à l'heure où il se couche.

Il augmente la dose de l'eau minérale : l'intensité des douleurs est augmentée. Pendant deux jours il la boit pure. Les douleurs sont très-vives ; elles paraissent suivre *le trajet du rameau frontal et du nazal.* Les mouvements des yeux sont difficiles, leur sensibilité est augmentée. La pituitaire est sèche, très-chaude, le malade éprouve tous les prodrômes locaux du coryza.

Il revient à l'eau coupée et les douleurs diminuent. Enfin elles ont complétement disparu depuis que M. B.... a cessé l'usage de l'eau sulfureuse.

J'ai souvent remarqué des douleurs névralgiques semblables, mais jamais avec ce caractère : le malade traçait les lignes douloureuses avec une précision anatomique.

L'eau d'Enghien me paraît avoir des propriétés anti-spasmodiques analogues à celles de *l'assa fœtida.* Des coliques, des spasmes de l'œsophage, des crampes d'estomac, des vomissements nerveux, des dyspepsies et beaucoup d'autres affections nerveuses grastro-intestinales sans nom, qu'on observe si souvent chez les femmes hystériques, leucorrhéiques, ont cédé à leur usage. Elles jouissent d'une juste réputation dans les névroses des organes pulmonaires, les étouffements, les palpitations, l'asthme nerveux ou essentiel, la coqueluche. Leur action sédative des organes de la circulation explique le bien-être que les malades, atteints d'affections chroniques des poumons, disent ressentir après quelques jours de leur emploi à doses assez élevées. Bien-être, dont, par parenthèse, il faut en général se méfier, parce qu'il est souvent le précurseur d'accidents redoutables, à moins qu'une crise ne l'explique.

M. le docteur Fouilloy, qui vient de nous être enlevé d'une manière si inopinée, les a souvent employées avec succès contre les fièvres intermittentes qui avaient résisté au quinquina et à l'arsenic.

J'ai vu une dame, femme d'un banquier de Paris, se débarrasser, par l'eau de la Pêcherie, d'une fièvre quarte qui durait depuis deux années[1].

Bordeu cite plusieurs cas de guérisons semblables obtenues par les eaux thermales sulfureuses. Quelques praticiens, parmi lesquels je citerai M. le docteur Collin, m'ont dit avoir vu guérir des paralysies nerveuses, et mêmes des paralysies consécutives aux affections apoplectiques, par l'usage des douches et des bains d'Enghien. Qu'il me soit permis d'ajouter que j'ai vu une guérison pareille s'opérer chez un charpentier de

---

[1] Les accidents nerveux ne le cèdent en bizarerie qu'aux remèdes qui les guérissent. Madame la comtesse d'I... a vu diminuer les accès d'une fièvre périodique, contre lesquels le quinquina avait été vainement employé, en diminuant graduellement son alimentation solide. Quand elle n'a plus vécu que de liquides, les accès ont disparu. Depuis cette époque (1837), madame la comtesse d'I... prend chaque jour quelques cuillerées de potage gras et plusieurs tasses de café ou de thé, soit pur, soit mélangé avec du lait. Nonobstant ce régime, cette dame a pris de l'embonpoint et jouit d'une excellente santé. Son activité est surprenante. Douée d'un caractère noble et généreux, elle se met à la tête de toutes les œuvres charitables, sans que jamais ses forces aient trahi son dévouement.

Saint-Gratien. Il a pu, après deux saisons, reprendre son travail.

En raisonnant par induction, on est amené à penser que la colique saturnine peut être guérie et surtout prévenue par les eaux d'Enghien. Des essais multipliés dans une fabrique de blanc de céruse peuvent, seuls, résoudre cette question. J'espère que ce travail deviendra bientôt inutile par la substitution du blanc de zinc au blanc de plomb.

ACTION SUR LES SYSTÈMES SANGUIN ET LYMPHATIQUE.

Contrairement à l'opinion généralement exprimée, on peut affirmer que les bains d'eau sulfureuse d'Enghien, à 33 ou 34° cent., ont une action sédative très-marquée sur les mouvements du cœur ; ils ralentissent, régularisent les fonctions de cet organe, même dans *les cas d'affections organiques*.

C'est M. Gerdy jeune qui, le premier, a étudié cette question expérimentalement [1]. J'ai, pour mon compte, souvent eu occasion de vérifier l'exactitude des résultats qu'il a annoncés. Ainsi, les altérations organiques du cœur et des gros vaisseaux ne sont pas une contre-indication. M. le professeur Bouillaud a

---

[1] Gerdy jeune. *Recherches expérimentales, relatives à l'influence des bains sur l'organisme. Archives générales*, 1838, 3ᵉ série.

ordonné les eaux d'Enghien, en 1847, à un malade
atteint de bronchite chronique, et chez lequel on
trouvait, à la région précordiale, le long du trajet de
l'aorte et jusque dans les carotides, *un bruit de soufle
râpeux très-rude et très-intense, qui masquait les bruits
naturels du cœur, commençait avec le premier bruit
normal et anticipait sur le deuxième.* Après quinze
jours de traïtement, la bronchite était mieux et il n'é-
tait pas survenu d'accidents du côté du cœur.

Un malade du docteur Delaroque, âgé de soixante-
quatre ans, ayant une ossification des valvules auri-
culo-ventriculaires, sujet à une bronchite chronique
compliquée d'emphysème pulmonaire, fait depuis
longtemps usage de l'eau d'Enghien, sans que l'affection du cœur ait été aggravée.

Je pourrais multiplier les exemples. Il me suffira de
dire que les altérations organiques du cœur et des
gros vaisseaux demandent une surveillance constante
pendant la cure minérale. Il est inutile de montrer
combien, en pareille circonstance, seraient à craindre
les accidents inflammatoires. Aussi l'eau doit-elle être
bue à des doses faibles et les bains pris à une température qui *n'excédera jamais 34° centigrades.*

La nature des modifications que l'eau d'Enghien
apporte dans la composition du sang n'est pas encore
exactement déterminée [1]. Son absorption n'est douteuse pour personne. Cette absorption a-t-elle lieu

---

[1] Nous nous occupons, un chimiste de mes amis et moi, de recher-
hes chimico-médicales propres à éclairer cette question.

également pour toutes les substances qui la constituent ? quels sont les cas où tel élément est absorbé de préférence à tel autre ? Quelles sont les altérations qu'éprouvent les sécrétions pendant leur emploi ? etc.....
Telles sont les recherches que nous nous proposons de faire. J'ai été conduit à la pensée de ce travail par les conseils de M. le docteur Mélier, et déterminé surtout par le fait suivant :

Observation deuxième.

Chlorose.— Martiaux. — Eau sulfureuse. — Traces de Couleur brune suivant le trajet des veines dorsales du métacarpe, attribuées à du sulfure de fer.

Une jeune dame, femme d'un pharmacien de Rouen, épuisée par un allaitement trop prolongé, fit, pendant plusieurs mois, usage de préparations ferrugineuses. Immédiatement après, elle but l'eau d'Enghien à la dose de quatre verres par jour : au bout de deux ou trois jours, on voyait, sur la face dorsale des mains, des traces d'un brun foncé que rien ne pouvait faire disparaître. Elle suspendit l'eau sulfureuse et ces traces disparurent; elles revinrent quand elle reprit l'eau. Cette observation fut répétée plusieurs fois. Se formait-il un sulfure de fer rendu abondant par l'usage prolongé des martiaux? s'il en est ainsi, comme cela est probale, quel avantage résulte-t-il de la formation de ce sel? Existe-t-il chez tous les malades qui prennent les eaux sulfureuses, car le fer, dans des proportions variables il est vrai, selon les états pathologiques, est un des principes constants du sang?

Considérées d'une manière générale, les eaux d'Enghien secondent les préparations ferrugineuses, soit qu'on y ait recours simultanément, soit qu'on ne le fasse qu'après l'emploi de cette dernière médication ; elles suppléent même les préparations ferrugineuses quand celles-ci sont contre-indiquées, circonstance beaucoup plus fréquente qu'on ne croit, et dont on pourrait citer beaucoup d'exemples.

Bien que l'emploi du fer dans la chlorose soit des plus rationnels, tant s'en faut que l'économie accepte toujours ainsi l'élément qui lui manque. Souvent l'estomac ne peut supporter les préparations martiales pharmaceutiques ; on a recours alors aux eaux minérales ferrugineuses dans lesquelles le fer est associé à beaucoup d'autres substances qui facilitent son absorption, et lui sont en outre des adjuvants utiles. Mais dans certains cas les eaux ferrugineuses ne sont pas même supportées, et l'on voit la guérison s'opérer sous l'influence de l'huile de foie morue, du manganèse[1], de l'arsenic, des sels minéraux, de l'iodure de potassium, du charbon, etc., etc.

---

[1] Parmi les eaux ferrugineuses, la plus utile, à mon avis, est celle de *Cransac*. Cette eau, analysée par M. O. Henry, contient beaucoup de manganèse uni au fer, et en outre une grande proportion de sels minéraux. J'ai souvent eu occasion de l'employer concurremment avec l'eau d'Enghien, et m'en suis toujours très-bien trouvé. Je rap-

La digestion est profondément modifiée par ces substances; le sang reprend sa vitalité perdue, et il

porte l'analyse de cette eau, trop peu connue, et destinée à rendre de grands services,

SOURCE HAUTE (RICHARD).

	gr.
Sulfate ferroso-ferrique,	0,750
— de manganèse anhydre,	0,507 ; crist., 0,903
(représentant protoxyde de manganèse, 0,215.)	

Sulfate

  — d'alumine,
  — de chaux,
  — de manganèse,
  — de soude,
  — d'alumine et d'ammoniaque } 2,845
    (alun ammoniacal),
Chlorure et silicate ou silice *traces*,
  — acide sulfurique excédant,
Principe arsénical (arséniate ferrique?)
  dans les dépôts ocracés.

4,100

L'eau de cette source peut donc être considérée comme *ferro-manganésienne*.

La source basse (Richard) contient une grande quantité de manganèse et fort peu de fer.

SOURCE BASSE (RICHARD).

	gr.
Sulfate ferroso-ferrique,	0,05
— de manganèse *anhydre*,	0,28 crist. : 0,54
(représentant protoxyde de manganèse, 0,118.)	

  — d'alumine,
  — d'ammoniaque et d'alumine (alun ammoniacal),
  — de magnésie,
  — de chaux,
  — de soude? } 6,15
Chlorure et silicate, *traces*,
  — acide sulfurique excédant,
  — matière organique non déterminée, principe arsénical?

6,48

se manifeste dans l'état général du malade une amélioration en tout analogue à celle produite par le fer.
Probablement qu'alors la nature a extrait des substances alimentaires le fer qu'elles contenaient, et
que les chylifères ont pu s'en emparer. Ceci est une
simple hypothèse, mais le fait n'en existe pas moins.

J'en ai sous les yeux un exemple frappant :

Une jeune chlorotique, après avoir fait pendant plusieurs mois usage de préparations martiales, voyait
son état empirer ; la poitrine s'engorgeait, les pertes
blanches augmentaient, ainsi que les accidents nerveux généraux, qui rendaient le sommeil très-rare,
agité et non réparateur ; les digestions devenaient tous
les jours plus pénibles, plus capricieuses. L'huile de
foie de morue ayant été inutilement essayée, je conseillai l'eau de Cransac (source haute), joint à celui
des grains sulfureux[1].

Une amélioration suivit ce traitement ; elle dura environ un mois. Au bout de ce temps, l'appétit cessa
tout à coup, les digestions se troublèrent ; la malade
ne pouvait supporter que deux ou trois tasses de bouillon par jour ; l'eau de Cransac ne passait plus. On se
contenta des grains sulfureux. Cet état de crise persista
pendant six semaines, après lesquelles l'appétit revint.
Quelque temps après, nouveaux accidents gastriques.

[1] Les grains sulfureux contiennent :
Du sulfure de calcium ;
Du sous-carbonate de chaux ;
Du sous-carbonate de magnésie ;
Du bicarbonate de soude cristallisé ;
Du sulfate de magnésie.

qui cessèrent par l'usage des pilules de charbon et
de fer :

Charbon végétal pulvérisé,	0 gr. 05
Fer porphyrisé,	0, 05

dont elle prit jusqu'à six par jour avec quatre grains
sulfureux, représentant deux verres d'eau minérale.

La guérison sera sans doute achevée par une saison
de bains et douches d'Enghien.

Cette observation présente plusieurs points très-intéressants : 1° l'amélioration générale ne s'est pas arrê-
tée, malgré les accidents gastriques et le défaut d'aliments animaux ; le sang a continué à devenir plus
coloré, plus riche en globules.

2° Les accidents nerveux, qui étaient de la nature
la plus grave et qui avaient résisté aux traitements les
plus rationnels appliqués par plusieurs praticiens,
M. Marjolin entre autres, ont cédé au magnétisme répété tous les deux jours. Cette demoiselle, qui perdait
connaissance pendant plusieurs heures en entendant un
violon, un orgue de Barbarie, etc., qui éprouvait le
même phénomène à la vue d'une surface liquide un
peu considérable (comme une rivière, un lac), et qui
ensuite, revenue à elle-même, conservait une agitation
excessive pendant deux ou trois jours, a pu, après six
mois de traitement, assister sans accident et avec beaucoup de plaisir à une représentation entière de l'Opéra-
Comique : *le Songe d'une nuit d'été.*

3° Les accidents nerveux, bien que secondaires,
doivent surtout attirer l'attention du médecin, parce
souvent ils empêchent l'emploi de toute médication.

C'est donc à tort que l'on espère, *dans certains cas*, les apaiser, en se bornant à diriger le traitement contre l'altération chimique du sang. Le magnétisme est, dans cette circonstance, un agent qu'il est bon de ne pas dédaigner[1].

Quoi qu'il en soit, j'ai vu guérir plusieurs chlorotiques par l'usage exclusif des eaux d'Enghien, et entre autres un négociant, envoyé par notre confrère le docteur Lesséré. Ce malade, âgé de de trente à trente-cinq ans, est un des plus beaux cas de *chlorose des adul-tes* que j'aie observé. Les fonctions digestives étaient profondément altérées ; il y avait inappétence, nausées, éructations, tantôt de la diarrhée, tantôt de la constipation ; tristesse très-grande, dégoût de la vie. Des douches tièdes, dirigées à l'aide d'un arrosoir fin, secondèrent l'action des bains et de l'eau à l'intérieur.

Ce serait ici le lieu de nous occuper des modifications que l'usage de l'eau d'Enghien imprime à l'organisme dans la scrofule. Je ne peux, jusqu'à présent, enregistrer que des études cliniques ; je n'aime pas les hypothèses hasardées, aussi me bornerai-je à faire remarquer, avec le professeur Buffalini, que chez les scrofuleux ce n'est pas une altération du procédé d'assimilation organique qui

---

[1] Bien qu'à l'endroit du magnétisme je sois toujours dans un état de suspicion assez légitime, je suis obligé de confesser que son action sur la circulation et sur le système nerveux est des plus manifestes, et peut offrir de grandes ressources au praticien. Je regrette beaucoup de n'avoir pu obtenir l'autorisation de publier cette observation avec tous ses détails : elle renferme, sur ce sujet, des enseignements précieux et très-intéressants pour un esprit dépouillé de préventions.

domine, mais une hématose vicieuse ou incomplète.
« On est conduit à cette doctrine, dit ce professeur,
en considérant l'excès de productions albumineuses
qui se remarque dans toutes les maladies des scrofuleux, la tendance dans ces cas aux formations organiques, à la pseudomorphose, à l'helminthiase, tous
phénomènes, desquels il résulte clairement que la matière organique productive, loin de faire défaut, se
trouve en excès. » Puis il ajoute : « La diathèse albu-
mineuse est donc la diathèse des personnes et des tem-
péraments disposés à la scrofule, et elle consiste
dans une ultrà-efficacité de la formation organique
prolongée outre mesure, à laquelle a ensuite manqué
cette évolution successive qui dépend de la respiration et qui constitue une bonne hématose. »
Les eaux d'Enghien me paraissent favoriser une meilleure réparation des principes oxygènés. Sous leur influence, on voit les enfants lymphatiques et scrofuleux prendre un teint plus animé, leur digestion se
faire plus régulièrement, les forces se développer ;
le ventre, s'il est gros et empâté, acquiert de la souplesse et revient à son état normal; mais nous sommes
obligés de faire le même aveu que Bordeu : « Je ne
sais par quelle fatalité, dit-il, je n'ai vu que rarement
des tumeurs et des glandes que nos eaux (eaux de Barèges) aient parfaitement et complétement fondues et
résoutes. » M. le docteur Rayer fait, à propos de ce
passage, la remarque suivante :

« Cette fatalité on l'observe non-seulement à Barèges
mais à Enghien, mais à Uriage, mais aux bains de

mer, partout enfin où l'on a à traiter de semblables
engorgements. Lorsqu'ils sont anciens ou considérables, ils ne disparaissent complètement qu'après des
mois et quelquefois des années de traitement : tout ce
qu'on peut espérer d'une cure sulfureuse, c'est de pré-
parer la résolution de ces engorgements et de la voir
lentement s'opérer à la suite de changements heureux
apportés à la constitution par l'action des eaux minérales. Ce résultat, je l'ai plusieurs fois obtenu de l'emploi des eaux d'Enghien, et je ne doute pas qu'on ne
l'ait obtenu à beaucoup d'autres sources sulfureuses.[1]
J'ajouterai que j'ai vu, à Enghien, les douches sulfureuses en arrosoir et à légère pression, dirigées sur
les parties supérieures et latérales du col, ou sous les
aisselles, hâter d'une manière remarquable la résolution de certains engorgements strumeux. Le résultat
est bien plus certain quand on fait succéder les bains
de mer à ceux sulfureux ou ces derniers aux premiers. Il m'a paru, ajoute ce savant praticien, qu'il y
avait, dans un assez grand nombre de cas, plus d'a-
vantage à procéder ainsi qu'à faire pendant toute la
belle saison soit une cure uniquement sulfureuse, soit
uniquement une cure de bains de mer. » On verra cependant, au chapitre des maladies de peau, un exemple d'affection scrofuleuse guérie exclusivement par
l'usage des eaux d'Enghien.

---

[1] Si on admet l'opinion émise dans ces derniers temps, sur la formation constante de tubercules dans les tumeurs glanduleuses des
scrofuleux, on comprendra facilement pourquoi les eaux minérales ne
peuvent pas les faire disparaître entièrement.

SECTION SIXIÈME.

**Action de l'Eau d'Enghien dans quelques états
pathologiques chroniques. — Affections ayant
leur siége aux organes respiratoires, à l'utérus
et ses annexes, à la peau.**

Je vais maintenant passer en revue quelques états
pathologiques heureusement modifiés par les eaux
d'Enghien. Je commencerai par ceux qui se présentent
le plus fréquemment à l'observation, et encore me
bornerai-je aujourd'hui à des considérations générales
et à des exposés sommaires; mon but, je le répète,
étant de montrer aux malades que les eaux d'Enghien
sont un médicament actif, utile si on l'applique sage-
ment, dangereux si on en abuse.

Deux grandes catégories de maladies se présentent
d'abord : celles qui ont leur siége dans les organes
de la phonation, de la respiration et de la génération,
et dans lesquelles la muqueuse seule est souvent in-
téressée; celles qui ont leur siége dans les différents
systèmes de la peau. — Je dois déclarer qu'il m'a
été impossible d'établir, quant à présent, aucune
relation entre la curabilité d'une dermathose et sa
localisation systématique. J'espère, et cela est probable, que des recherches plus nombreuses et peut-
être plus précises découvriront cette relation, et qu'il

en résultera de grands avantages pour les malades, dont la guérison doit toujours être le but des efforts du médecin.

Pharyngite et laryngite granuleuses.

On désigne sous ce nom une affection non décrite par les auteurs et très-commune chez les chanteurs, les avocats, les orateurs, et généralement chez toutes les personnes qui font un grand usage de la parole, surtout quand il y a chez eux *une diathèse herpéthique*. J'appuie sur cette circonstance dont a aussi parlé M. Gaillard de Poitiers, parce qu'elle permet de comprendre et d'expliquer l'action des eaux d'Enghien. Cette diathèse peut exister à l'état latent, sans que le malade en ait conscience ; le traitement, dans ce cas, la rend manifeste. L'observation suivante en est un exemple :

Observation troisième.

Pharyngite granuleuse. — Voix sourde et voilée. — Cautérisations par le nitrate d'argent. — Amélioration passagère. — Eau d'Enghien. — Apparition d'une plaque squameuse à la région tyroïdienne, suivie d'un mieux soutenu.

Madame la marquise de V..., grande, brune, bonne constitution, douée d'une très-belle voix qu'elle a cultivée pendant longtemps sans éprouver d'incommodité, commença vers l'âge de quarante ans à ressentir de la fatigue, de la chaleur, de la gêne, de la séche- resse à l'arrière-gorge. Bientôt le besoin de l'expuition augmenta. La voix devint sourde et voilée, la pa- role fatigante. Mme de V..., inquiète des progrès de cette affection, se confia aux soins de M. le professeur Trousseau. Des cautérisations avec une solution de nitrate d'argent furent pratiquées, et sous leur in- fluence un mieux très-prononcé se déclara. Mme de V... se croyant guérie, suspendit le traitement. Les symp- tômes reparurent peu de temps après avec une in- tensité plus grande ; la malade ne pouvait parler qu'à voix basse. D'après les conseils de quelques amis elle se rendit à Enghien.

Je vis, à l'inspection de l'arrière-bouche, que la muqueuse du pharynx *était mamelonnée ;* les vaisseaux vasculaires fortement injectés, figuraient une arbori- sation. Les piliers et le voile du palais n'offraient pas de granulations. Mme de V... se plaignait beaucoup d'un sentiment d'ardeur brûlante à l'arrière-gorge, d'un besoin incessant d'avaler et d'expuer des matières opalines striées de gris très-tenaces. La santé ne pa- raissait pas altérée.

Mme de V... me dit ne jamais avoir eu d'affection cutanée. Je prescrivis, pour combattre la sensation brûlante du pharynx, les douches faibles et en arro- soir avec l'eau sulfureuse fraîche, dirigées sur la partie supérieure et antérieure du cou : les bains sulfureux tempérés, et des lotions pharyngiennes avec l'eau sulfureuse, répétées plusieurs fois le jour : régime doux, silence. A la fin de la saison, Mme de V... se trouvait beaucoup mieux. L'hypertrophie des follicules était diminuée du tiers.

L'année suivante (1848) elle reprit les eaux. Pendant leur usage parut à la partie inférieure du col un disque squameux de cinq centimètres de diamètre, et qui me présenta les caractères du psoriasis; dès-lors, l'amélioration fit de rapides progrès. J'engageai Mme de V... à s'abstenir pendant l'hiver de tout traitement local, et à attendre patiemment la saison prochaine.

Je n'ai pas l'intention d'entrer dans tous les développements que comporterait l'étude de cette affection : je l'ai fait ailleurs [1] d'une manière aussi complète que le permet l'état de la science. Cependant je crois utile de rappeler quelques points importants.

La pharyngite granuleuse a pour premier symptôme un sentiment confus de gêne à l'arrière-gorge, qui détermine des mouvements de déglutition et d'expuition sonore : dans le commencement, la matière de l'expectoration est peu abondante; elle se détache difficilement, et présente un aspect globuleux, opalin, strié de gris, et semblable à de l'empois cuit ou à des œufs de grenouilles. Cette expectoration laisse quelquefois après elle une légère cuisson. Dans le plus grand nombre des cas les malades éprouvent une sensation analogue à celle qui résulterait de l'applica-

---

[1] *Etudes pratiques sur la pharyngite folliculeuse ou granulée. — Revue medico-chirurgicale de Paris*, juillet 1849.

tion de sable très-chaud ou de poivre. Le besoin de l'expuition augmente, et s'accompagne d'une espèce de chatouillement insupportable.

Chez les chanteurs, on remarque souvent que le col est dur, les muscles paraissent contractés. Il est probable que ceux du larynx participent de cet état, car la voix perd de son agilité pour la retrouver quand les tissus ont repris leur souplesse.

Presque toujours l'affection, gagnant de proche en proche, envahit le larynx, et alors, aux symptômes que je viens de décrire s'en joignent d'autres plus graves. Le timbre de la voix s'altère, il devient sourd, il baisse, la voix elle-même s'éteint. Le malade ne peut parler à haute voix sans éprouver une fatigue qui se localise dans le larynx, et souvent se répand dans toute l'économie. Cet état ne tarde pas à réagir sur le moral, qui devient triste, morose; dans certains cas, la vie est à charge. En abaissant la langue on voit, lorsque l'affection est peu ancienne, que la membrane muqueuse est parsemée de petits points rouges plus ou moins abondants et faisant une légère saillie. Si elle date de plusieurs mois, et surtout de plusieurs années, la muqueuse est *hérissée* de mamelons ou de disques, formés par la réunion des follicules hypertrophiés ; dans quelques cas, ce sont comme des colonnes ou pilastres faisant saillie, surtout des deux côtés du raphé médian. Les piliers et le voile du palais sont quelquefois le siége d'un certain nombre de granulations; mais c'est à la partie postérieure du pharynx qu'est, pour ainsi dire, leur lieu d'élection.

L'injection et la dilatation des vaisseaux vasculaires sont toujours en raison directe de l'ancienneté de la maladie.

La durée de cette affection ne peut être exactement appréciée; dans certains cas, lorsqu'elle est soignée dès son début, on peut la guérir promptement ou l'empêcher de se développer, sans que le malade soit obligé de renoncer complètement à ses occupations. Jamais elle ne cesse d'elle-même, et souvent elle résiste à tous les moyens de traitement. Sur quatorze sujets, M. Chomel n'a constaté que quatre cas de guérison complète. J'ai été plus heureux, probablement parce que les malades que j'ai rencontrés ont été plus persévérants; car nous verrons, à propos du traitement, que l'hypertrophie des follicules ne peut être résolue que par une excitation modérée et prolongée pendant longtemps.

Le pronostic n'est jamais fâcheux. Cette affection, quoique très-tenace, n'altère pas ordinairement la santé ; cependant, il peut prendre, suivant les circonstances, une gravité réelle ; ainsi les malades sont dans l'impossibilité de continuer leur carrière si elle exige l'exercice prolongé de la parole ou de la voix. Les chanteurs, les avocats, les avoués, les notaires, certaines classes de négociants, sont menacés plus directement dans leur position sociale.

L'expérience démontre que le traitement doit être à la fois général et local. Parmi les moyens généraux, les modificateurs spéciaux de la diathèse herpétique réussissent le mieux. Parmi les topiques, il faut pré-

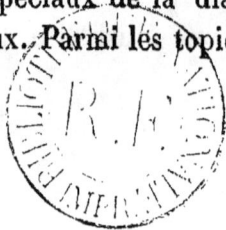

7

férer ceux qui sont liquides. L'eau sulfureuse d'Enghien, qui est à base de chaux, donne de beaux résultats, quand on l'emploie en lotions.

Observation quatrième.

Angine folliculeuse. — Symptômes généraux graves. — Crainte de phthisie.
Traitement dérivatif : eau d'Enghien, silence absolu. — Guérison complète
après deux saisons.

M. M...., ancien notaire, avait été obligé de quitter
sa profession, à la suite d'une angine folliculeuse. Il
en était arrivé au point de ne pouvoir parler sur le ton
ordinaire de la conversation, sans éprouver des douleurs très-vives au larynx et une sensation à l'arrière-
bouche, que l'on peut comparer à celle qui résulterait
de l'application de poivre ; à cet état se joignaient des
phénomènes nerveux qui rendaient plus pénible la
situation de M. M.... Il vint à Paris se confier aux soins
de M. le docteur Mélier. Ce praticien jugea le cas très-
grave. Il craignit la complication d'une affection tuberculeuse, ayant son siége au sommet des deux poumons. M. Louis, appelé à donner son avis, constata
aussi un état morbide du sommet des poumons, sans
cependant pouvoir nommer le genre d'affection.
M. Mélier, après un traitement dérivatif qui ne dura
pas moins d'un mois, pendant lequel le silence le plus
absolu fut rigoureusement observé, prescrivit l'usage
de l'eau d'Enghien, et recommanda surtout les lotions
ou bains pharyngiens, répétés quatre, cinq, six, sept

et huit fois par jour. M. M.... vint à Enghien, il suivit
ces indications, y ajouta l'usage des bains, et, après
deux saisons, fut complètement guéri.

Observation cinquième.

Pharyngite granuleuse. — Eau d'Enghien. — Guérison complète.

Une jeune personne, livrée à l'exercice profession-
nel du chant, s'était vue dans la nécessité de renoncer
à son état, par suite d'une pharyngite granuleuse.
M. le docteur Nacquart lui conseilla de faire usage
de l'eau d'Enghien. Elle s'est complètement guérie en
buvant deux ou trois verres d'eau pendant trois mois,
et en se lotionnant plusieurs fois le jour.

Observation sixième.

Pharyngite granuleuse. — Chaleur et fatigue en parlant. — Eau d'Enghien.
Guérison.

Madame ..., âgée de cinquante ans, tempérament
sanguin, bien constituée, avait une pharyngite granulée
dont l'origine remontait à trois ans. M. le docteur Nacquart l'envoya à Enghien. Elle ne pouvait parler haut
sans éprouver de la chaleur et de la fatigue dans le
larynx. Elle s'est complètement guérie par l'usage de
l'eau d'Enghien, répété pendant trois saisons.

Les lotions pharyngiennes doivent être répétées

souvent, de trois à huit fois par jour. Elles suffisent quelquefois. Dans certains cas rebelles, j'emploie l'eau de la source Lucé ou Pêcherie, et enfin une solution de nitrate d'argent (depuis 5 centigrammes jusqu'à 1 gramme, dans 10 ou 15 grammes d'eau distillée.)

Je n'ai pas eu occasion d'employer les Eaux-Bonnes; mais j'ai vu guérir, à Enghien, des malades qui avaient fait inutilement le voyage de Bonnes.

M. le professeur Chomel pense « que les bons ef-« fets qu'a produit l'eau d'Enghien dans quelques cas « doivent être attribués en partie à la présence, dans « cette eau, d'une petite proportion de chaux. » Cette observation du savant praticien est pour moi d'un grand poids : elle confirme l'opinion qui considère la pharyngite granulée comme une conséquence de la diathèse herpétique. Les Eaux-Bonnes, en effet, n'ont pas, dans ces cas, une action très-marquée, tandis que celles d'Enghien, riches en principes sulfureux et salins, opèrent fréquemment la guérison des dartres. Leur supériorité, dans cette circonstance, paraît très-facile à expliquer. Il est vrai que M. Chomel ne parle pas du principe sulfureux et qu'il tient grand compte de la chaux. Mais ce n'est pas là une objection sérieuse. J'espère prouver bientôt, par des faits, que, dans certaines maladies cutanées guéries par les eaux minérales sulfureuses, le soufre ne joue souvent qu'un rôle très-secondaire, et que la base, la chaux par exemple, à l'état de bicarbonate, a une action des plus énergiques. Ce sel est pour moi un modificateur des diathèses herpétique et scrofuleuse, aussi puissant au moins que l'hydrosulfate de chaux, et beaucoup plus que celui de soude.

Il est souvent utile d'ajouter aux lotions pharyngiennes l'usage des douches fraîches, dirigées sur la région thyroïdienne et latérale du col, avec une pomme d'arrosoir percée de petits trous : c'est un moyen excellent pour combattre l'ardeur de l'arrière-bouche, la fatigue du larynx et la contraction spasmodique des muscles, qui paralyse l'agilité de la voix.

Les douches fraîches ont encore pour but de faciliter la résolution des engorgements vasculaires, dont la persistance fait une des plus grandes difficultés du traitement de ces affections.

Observation septième.

Pharyngite granuleuse. — Chaleur vive au larynx. — Douches fraîches. — Guérison.

Notre excellent confrère, M. le docteur Daremberg, bibliothécaire de l'Académie de médecine, chez lequel une pharyngite granulée a succédé à plusieurs angines aiguës, éprouvait, entre autres symptômes, une chaleur très-vive au niveau de l'os hyoïde : des douches fraîches d'eau d'Enghien la firent promptement disparaître. Une notable amélioration suivit le traitement thermal. Aujourd'hui la guérison est complète.

Observation huitième.

Faible granulation. — Voix sans agilité. — Contraction musculaire. — Douches fraîches. — Amélioration.

M. le professeur Blandin a envoyé à Enghien, en juillet 1848, madame D..., qui se destine au théâtre et travaille le chant depuis deux ans. L'étude assidue à laquelle elle se livre a beaucoup fatigué sa voix; elle est devenue voilée et a contracté une fâcheuse disposition à l'enrouement.

Le pharynx ne me présente qu'une faible granulation et un engorgement des vaisseaux vasculaires avec peu de dilatation. M. Blandin pratiquait depuis quelque temps des cautérisations avec le nitrate d'argent solide.

Le cou était dur, les muscles paraissaient contractés. La malade me dit que depuis que son cou était devenu dur, la voix avait perdu son agilité; *qu'au reste cela allait et venait.* Comme elle accusait, en outre, des palpitations de cœur qui me parurent être de nature nerveuse, je pensai que les muscles se contractaient spasmodiquement. Je prescrivis les douches sulfureuses fraîches sur le cou, suivies d'un bain d'une demi-heure d'abord, puis de trois quarts d'heure, à 33° centigrades.

Après la seizième douche, la contraction avait cessé, la voix avait retrouvé son agilité, les palpitations étaient calmées. Mme D... fut obligée de suspendre l'usage de l'eau minérale. La guérison était loin d'être complète, malgré ce mieux notable. Mme D... porte sur les joues des traces manifestes de couperose.

Les préparations sulfureuses échouent quelquefois. D'autres modificateurs spéciaux, l'arséniate de soude à très-faible dose, par exemple, agissent alors d'une manière favorable. M. Gaillard, de Poitiers [1], en cite un exemple que je vais rapporter.

Observation neuvième.

Pharyngite granuleuse.—Toniques et astringents employés sans soulagement. — Arséniate de soude. — Guérison.

M. X..., avocat, âgé de trente-quatre ans, d'un tempérament robuste, est atteint depuis dix-huit mois d'une irritation chronique du pharynx qui l'incommode beaucoup. Sitôt qu'il vient à porter la parole, sa gorge devient sèche, rude et douloureuse ; il ne peut continuer. Le malade a employé, pour se guérir, des moyens variés : ainsi, les eaux sulfureuses en boisson et en bains, les gargarismes avec l'alun, le ratanhia, le quinquina, le laudanum, etc., et tout cela sans efficacité ; il remarque cependant que les solutions d'alun lui ont procuré quelque soulagement, tandis que l'infusion de belladone a augmenté ses souffrances.

Le 13 septembre 1845, la gêne et les douleurs persistent toujours. La face postérieure du pharynx, exa-

[1] *Gazette médicale*, 1846, n° 39:

minée au grand jour, est sillonnée de nombreux vaisseaux; elle est hérissée de mamelons roses, ovales de
haut en bas, aplatis, un peu moins larges qu'une len-
tille, presque disposés en chapelet.

Je conseille des purgations répétées avec de l'eau
de Sedlitz, la limonade sulfurique; des gargarismes
avec une solution de borate de soude, des cautérisations de deux jours l'un sur la surface malade avec
une éponge imbibée de solution d'azotate d'argent au
1/20e,

Azotate d'argent cristallisé,	2 grammes.
Eau distillée,	40 grammes.

régime doux, légumes verts, laitage.

Le 11 octobre 1845, l'état du malade ne s'est pas
amélioré, quoique le traitement ait été fait très-ré-
gulièrement. De plus, une affection lichénoïde furfu-
racée apparaît sur les deux côtés du visage. Cette circonstance me paraît capitale; je conseille : 1° un gar-
garisme légèrement additionné de sulfure de potasse;
2° trois millièmes d'arséniate de soude à prendre tous
les matins.

Arséniate de soude,	0, 1 décigr.
Eau,	1/2 litre.

A prendre une cuillerée à bouche tous les matins
dans une petite tasse d'eau sucrée.

Cette médication a eu un plein succès. Le 19 novembre, l'amélioration est considérable.

Le 1ᵉʳ avril 1846, le malade a pris sa potion pendant trois mois. Il se trouve très-bien; il peut plaider et parler autant que sa profession l'exige.

Les papilles de la face postérieure du pharynx sont affaissées, décolorées et presque disparues.

Le travail dont je viens de citer des fragments se résumait dans les conclusions suivantes :

1° La pharyngite granulée a pour caractère anatomo-pathologique une hypertophie des follicules mucipares ;

2° Cette affection est une manifestation de la diathèse herpétique ;

3° Le traitement doit être à la fois local et général ;

4° Les eaux sulfureuses *à base de chaux*, l'arséniate de soude, sont les modificateurs généraux qui ont paru le mieux réussir ;

5° La solution de nitrate d'argent (à différents titres) est le topique astringent qui favorise le plus promptement la résolution des engorgements et des hypertrophies des follicules mucipares ;

6° Quand l'affection résiste à ces différents moyens, elle est ordinairement incurable ;

7° Elle n'attaque pas la vie du malade, mais peut amener la plus grande perturbation dans sa position sociale en nécessitant un changement de profession ;

8° Les eaux sulfureuses ont paru agir, dans certaines circonstances, comme moyen prophylactique, en déterminant des éruptions sur un point quelconque de la surface du corps.

Laryngite aigue.

On sera peut-être étonné de voir figurer ici cette affection. Les eaux d'Enghien, très-riches en sels minéraux, paraissent au premier abord devoir être rejetées dans les cas aigus ou voisins de l'acuité. J'ai moi-même partagé longtemps cette opinion; elle s'est modifiée devant les faits. L'expérience est venue prouver qu'administrées avec sagacité et prudence, elles guérissaient les maladies qui nous occupent d'une manière aussi remarquable, que les eaux indiquées en pareille circonstance, les eaux chaudes, par exemple.

Observation dixième.

Laryngite aigue et apyrétique. — Douleur vive dans toute l'étendue du larynx. — Aphonie. — Accès de suffocation. — Toux incessante. — Expuition mucoso-sanguinolente. — Eau d'Enghien à faible dose. — Guérison.[1]

M. le docteur Collin (de Paris) envoya à Enghien, pendant l'été de 1845, un de ses malades, M. A. de L.., qu'il avait soigné pour une laryngite aigue et apyrétique. Ce malade, âgé de trente-sept à trente-huit ans, lymphatique, avait presque complétement perdu la

---

[1] Les observations 10, 19, 20, 21, 22, sont empruntées à un article que j'ai publié cet hiver dans la *Gazette médicale*. Voy. *Note sur l'emploi des Eaux sulfureuses d'Enghien à petites doses, dans le traitement de quelques affections graves de la poitrine. Gazette médicale de Paris*, année 1850, février, p. 87, n° 5.

voix, et éprouvait des douleurs très-vives dans toute l'étendue du larynx.

Il était sujet, de temps en temps, pendant la nuit surtout, à des accès de suffocation causés par l'engorgement de la membrane muqueuse. La toux incessante rappelait l'aboiement d'un petit chien. A ces symptômes se joignait l'expuition d'une matière filante comme une solution de gomme teinte par une grande quantité de sang très-vif, et cela même en l'absence de la toux.

Après un traitement rationnel, il fut soumis à l'usage de l'eau sulfureuse d'Enghien, dont il ne prit d'abord que deux cuillerées à bouche dans une égale quantité de lait d'ânesse. Pendant tout le traitement il ne dépassa pas la dose de demi-verre matin et soir. Il resta à Enghien six semaines, prit les bains, et partit très-soulagé. L'année suivante, il acheva sa guérison. Depuis, sa santé a été excellente.

M. Collin m'a déclaré n'avoir envoyé son malade à Enghien qu'en tremblant, et encore ne s'y est-il décidé que sur les instances de M. A. de L...., qui ne pouvait se rendre aux *Eaux-Chaudes; Bonnes* même lui paraissait trop énergique.

Voici un autre cas de laryngite non moins curieux :

Observation onzième.

Laryngite couenneuse.—Accès de suffocation.—Eau d'Enghien à faible dose.
— Bains coupés. — Guérison.

M. M...., avoué, tempérament lymphatique, pour ne pas dire plus, avait eu dans sa jeunesse plusieurs crachements de sang et une carie d'un des os du pied. Vers l'âge de quarante ans, il eut une laryngite couenneuse avec des accès de suffocation qui, pendant près de trois semaines, mirent sa vie en danger. Aussitôt que cela fut possible, M. le docteur Lefèvre, son médecin, l'envoya à Enghien, et le remit entre les mains de mon père, qui dirigea le traitement. (C'était en 1842.) Il fit d'abord prendre les bains coupés. Après quelques jours, le malade commença à boire 30 à 40 grammes d'eau sulfureuse dans autant de lait. La dose fut successivement augmentée, mais jamais elle ne dépassa un verre. M. M.... partit guéri. Il est retourné à Enghien pendant trois ans, pour consolider sa guérison. Elle se maintient, et, depuis, il n'a pas éprouvé d'affection grave des voies respiratoires.

Chez les sujets scrofuleux, ne peut-on pas admettre que l'usage de l'eau minérale empêche la formation de cette matière plus ou moins semblable à la masse tuberculeuse crue, et qui, déposée sur quelques points du trajet des petites bronches, forme des cylindres solides qui en oblitèrent complétement la cavité?

Dans les bronches d'un plus grand diamètre, où le mucus sécrété à l'intérieur acquiert, dans certaines circonstances, une viscosité telle qu'il adhère à leurs parois et peut, s'accumulant sur un point, les oblitérer entièrement et amener promptement la mort[1], ne se passe-t-il pas un effet analogue par l'usage de l'eau? Le mucus perd de sa viscosité, ce qui est facile

[1] Andral, *Clinique médicale*, T. Ier, p. 213, 2e édition.

à constater, et la secrétion, étant momentanément augmentée, détache, entraîne les portions qui auraient
bientôt adhéré.

Au reste, cette observation n'a rien de choquant, si
l'on remarque le résultat thérapeutique obtenu par
l'usage de l'eau dans l'affection croupale. (Voir l'*Observation onzième.*) Chez ce malade, il y avait une
prédisposition à la production d'une matière plastique
ou pseudo-membraneuse qui diminuait plus ou moins
le calibre des bronches. Ici les résultats sont faciles à
constater, les faits se passent sous les yeux.

Il est à regretter que les médecins n'essaient pas
plus souvent les eaux d'Enghien dans les affections de
cette nature, ils épargneraient à leurs malades des déplacements incommodes et onéreux.

AFFECTIONS DES POUMONS.

Bronchite aigue.

L'eau d'Enghien réussit lorsque la bronchite aigue se
prolonge au-delà de la deuxième et de la troisième se-
maine sans que des causes extérieures l'aient en quelque sorte renouvelée; lorsque la chaleur de la poitrine,
la dyspnée, la résistance du pouls ont disparu. On est
dans l'habitude de prescrire alors les diaphorétiques
et les tisanes aromatiques (telles que le lierre terres-
tre, le serpolet, la sauge, la décoction d'aunée, de po-
lygala ou de lichen), les purgatifs et les vésicatoires.

On peut, dans ce cas, administrer l'eau d'Enghien, en la coupant avec une légère infusion de lierre, ou autre tisane indiquée. La dose ne doit pas dépasser, en commençant, un quart de verre matin et soir. Il ne tarde pas à s'opérer une réaction plus ou moins intense, suivant la disposition du malade. Le pouls s'élève, la peau devient chaude, le sommeil est agité, la *toux est rarement augmentée.* A ce léger état fébrile succèdent bientôt des sueurs ou des évacuations d'urine abondantes, et une prompte amélioration se manifeste; souvent aussi la toux cesse insensiblement, et le mieux arrive sans crise apparente.

Bronchite chronique.

La bronchite chronique est une des affections contre lesquelles les eaux sulfureuses sont employées depuis longtemps avec succès par la plupart des médecins. Sous cette dénomination se trouvent confondues plusieurs formes, distinguées avec soin par les auteurs. Je crois qu'il est nécessaire d'avoir égard à ces variétés pour appliquer avec chance de succès les eaux sulfureuses. Je les ai vues réussir surtout dans cette variété que Laënnec nomme *catarrhe sec.* Elle est caractérisée par une toux très-fatigante, une oppresion sensible et un râle sibilant, sans expectoration ou avec expectoration très-peu abondante de crachats globuleux très-petits, jamais mêlés d'air, demi-transparents, d'un gris de perle et de consistance d'empois. Cette expectoration est identique à celle qui s'observe dans les pharyngites ou laryngites granuleuses. Cependant l'altération morbide offre quelques variétés. Suivant Laënnec, dans le catarrhe sec, le gonflement de la membrane muqueuse bronchique qui offre une couleur rouge, est surtout remarquable dans les petits rameaux, qui en sont quelquefois entièrement obstrués. « Lorsqu'ils ne le sont pas, dit-il, ils sont souvent bouchés par une matière très-visqueuse, de consistance d'empois, disposé en globules de la grosseur d'un grain de chenevis ou de millet. Cette affection se remarque surtout chez les goutteux, les hypocondriaques, les dartreux, et les sujets chez lesquels la constitution a été détériorée par des excès quelconques. »

Dans son mode d'action, l'eau sulfureuse me paraît présenter deux périodes bien distinctes : Pendant la première, la sécrétion est augmentée, ce qui fait diminuer la viscosité, rend l'expectoration plus facile, et calme la dyspnée, entretenue surtout par une obstruction des ramuscules bronchiques. Le malade a la conscience d'une amélioration ; mais jusque-là cette amélioration est le résultat d'un effet purement mécanique, la cause n'est pas encore détruite. Pendant la seconde période, la sécrétion se ralentit ; les crachats sont à la fois moins abondants et moins visqueux ; la toux diminue, ne se trouvant plus sollicitée par la présence des matières ; les phénomènes nerveux se calment. En même temps, la circulation se régularise, les vaisseaux vasculaires de la muqueuse, n'étant plus distendus par l'abondance du fluide, reviennent peu à peu sur eux-

mêmes et rendent les rechutes d'autant moins pro-
bables. J'avoue que je n'ai pas été à même de vérifier
sur le cadavre ces résultats de l'eau d'Enghien : je rai-
sonne par analogie. Tout ce qui tient au raisonnement
peut, il est vrai, se contester ; cependant, les choses
se passent ainsi dans la pharyngite granuleuse : même
secrétion, même arborisation des muqueuses ; et, par
l'usage de l'eau sulfureuse, quand la guérison s'opère,
on observe les phénomènes que je viens de décrire.
Il y a, pour moi, analogie parfaite entre ces deux
affections : les différences ne me paraissent, comme
dans l'affection croupale, que relatives au siége.

Après ce qu'on vient de lire, il me suffira, je pense,
de citer sommairement quelques cas de bronchite guéries par les eaux d'Enghien.

Observation douzième.

Bronchite chronique , avec accès de suffocation et quelques points emphysémateux. — Tempérament bilieux. — Soixante à soixante-cinq ans.
Eau d'Enghien.—Disparition des signes stéthoscopiques.

Madame H... fut envoyée à Enghien, pendant l'année
1843, par M. le docteur Collin. Cette dame, âgée de
soixante à soixante-cinq ans, d'un tempérament bilieux, était atteinte d'une bronchite chronique, accompagnée d'accès de suffocation. Il y avait quelques
points emphysémateux. Après une saison, les *signes
stéthoscopiques* avaient disparu. Elle mourut l'hiver
suivant , des suites d'un refroidissement.

Observation treizième.

Bronchite chronique. — soixante-douze ans. - Eau d'Enghien. — Amélioration notable.

Une autre dame, âgée de soixante-douze ans, fut envoyée à Enghien, à la même époque et pour la même maladie, par M. le docteur Collin. Elle s'en est trouvée si bien qu'elle y est retournée trois fois en cinq ans. Elle doit aux eaux d'Enghien de vivre l'hiver comme l'été.

Observation quatorzième.

Bronchite chronique. — Eau d'Enghien. — Guérison après une saison.

Madame P..., âgée de soixante-cinq ans, d'une bonne constitution, sujette aux affections catarrhales, eut, en 1843, une bronchite aiguë qui nécessita un traitement énergique. Elle passa à l'état chronique. M. Mellier, qui lui donnait ses soins, prescrivit l'eau d'Enghien. Après une saison, Mme P.... était très-bien, et depuis elle n'a pas eu d'affection catarrhale. Chaque été elle va passer quelque temps à Enghien.

Observation quinzième.

Bronchite chronique grave.—Eau d'Enghien bue loin de la source.—Guérison.

Madame B..., femme du directeur de l'enregistrement

8

à Marseille, a été guérie d'une affection catarrhale en buvant, chez elle, les eaux d'Enghien. M. Chomel, que M. Mellier avait fait appeler en consultation, avait jugé le cas comme très-grave. (Communiqué par M. Mellier.)

Observation seizième,

Bronchite chronique. — Tempérament sanguin. — Affection organique du cœur. — Eau d'Enghien coupée avec du lait. — Diminution de la sécrétion muqueuse et de la dyspnée.

M. Beaudoin, soixante-quatre ans, tempérament san-guin, *affection organique du cœur,* est sujet à un catarrhe bronchique. Il y a un peu d'emphysème. Les eaux d'Enghien, coupées avec du lait, ont réussi à faire diminuer la sécrétion muqueuse et la dyspnée.

Observation dix-septième.

Bronchite chronique très-intense chez un vieillard. — Amélioration par suite de l'eau d'Enghien.

Un autre malade a pris avec le même avantage les eaux d'Enghien, bien qu'il fût très-âgé et que le catarrhe bronchique fût très-intense. (Communiqué par M. le docteur Delarroque.)

*Engorgements chroniques graves. — Phthisies pré-
sumées.*

C'est surtout dans ces affections graves qu'il est intéressant d'observer les bons effets des eaux d'Enghien.
Longtemps j'avais cru que, sauf quelques exceptions,
les eaux sulfureuses à base de chaux leur étaient plus
nuisibles que favorables. Les résultats si remarquables
obtenus, d'un côté, par celles à bases de soude; d'un
autre côté, quelques cas suivis d'une issue promptement funeste, dont j'avais été le témoin dans ma jeunesse, semblaient justifier cette opinion : ajoutez que
des praticiens d'un grand mérite, M. Cayol, entre autres, partageaient cette manière de voir. L'observation
rigoureuse des faits, l'examen des circonstances dans
lesquelles ils se sont manifestés, m'ont démontré que
les accidents funestes qui m'avaient si vivement impressionné étaient le résultat de la mauvaise administration des eaux. Et ici, je dois l'avouer avec cha-
grin, souvent les médecins étaient aussi coupables que
les malades. L'erreur de quelques-uns est telle, qu'ils
s'obstinent à considérer les eaux d'Enghien comme
très-inoffensives, et à les ordonner à des doses élevées.
Depuis cinq ou six ans je combats cette opinion, toutes
les fois que l'occasion se présente, et j'espère que dans
peu de temps nous n'aurons plus à enregistrer d'accidents irrémédiables. On trouvera détaillées, à l'article

Boisson, les précautions nécessaires pour faire usage de l'eau à l'intérieur. J'engage les malades, car c'est pour eux surtout que j'écris, à lire ce chapitre avec attention.

On a déjà vu (*Observation* 4ᵉ) un exemple d'une affection grave ayant son siége au sommet des poumons, et guérie par l'usage des eaux. Les limites que je me suis imposées m'empêchent de donner aux observations le développement nécessaire ; je vais cependant en citer deux avec tous leurs détails, afin d'éclairer l'esprit autant que faire se pourra.

Observation dix-huitième.

Engorgement chronique de la partie supérieure du poumon gauche. — Menstruation irrégulière. — Leucorrhée. — Antécédents graves. — Traitement rationnel. — Amélioration. — Eaux à petites doses. — Guérison confirmée.

Mademoiselle S..., âgée de dix-huit ans, d'une complexion délicate, est issue d'une mère qui a succombé à un cancer au sein, à l'âge de quarante ans. Elle était sujette à s'enrhumer pendant l'hiver, et portait un gilet de flanelle sur la peau. Les règles étaient irrégulières, peu abondantes et suivies de flueurs blanches. Au mois de mai 1846, étant pensionnaire à la maison de la légion d'Honneur, à Saint-Denis, elle fut atteinte d'une affection de la poitrine, qui résista aux boissons adoucissantes et à un emplâtre stibié dans le dos. Sa santé ne s'améliorant

pas, Mlle S... fut recueillie et amenée à Paris chez une de
ses parentes, qui fit appeler le docteur Patissier pour
lui donner des soins. La jeune malade était alors pâle,
amaigrie; sa toux était fréquente, et le plus souvent
sèche; les crachats muqueux étaient parfois teints de
sang; il y avait un peu de fièvre le soir, des sueurs
nocturnes et un peu de diarrhée; la langue était blanche; peu d'appétit. En percutant et en auscultant la
poitrine, on reconnaissait un son mat à la région sous-
claviculaire gauche, et le murmure respiratoire était
très-obscur à cet endroit. MM. Récamier et Louis, ap-
pelés en consultation, constatèrent, ainsi que M. Patissier, *un engorgement chronique de la partie supérieure du poumon gauche.* Un traitement rationnel fut
prescrit, et amena une amélioration sensible : la fièvre
et les sueurs nocturnes cessèrent. Pour compléter et
assurer la guérison, Mlle S... fut envoyée à Enghien.
A son arrivée, je constatai, dans la région sous-claviculaire gauche, une diminution encore très-sensible
du bruit respiratoire, toux rare, crachats muqueux,
fièvre le soir, pâleur du visage, grande faiblesse. Elle
prit l'eau coupée avec du lait, à la dose de trente à
quarante grammes par jour. La fièvre diminua après
quelques jours. On augmenta la quantité d'eau, mais
elle fut toujours mélangée avec du lait. Lorsque la
fièvre eut cessé, Mlle S... prit quelques bains mitigés.
Les forces et l'appétit reparurent; quelques promenades à âne secondèrent le traitement. Enfin, les règles
se rétablirent. Après la saison des eaux, Mlle S... put
se rendre sans fatigue dans sa famille, à Marseille, où

elle passa l'hiver. Depuis cette époque, sa santé, complétement rétablie, n'a subi aucune altération.

Je transcris presque littéralement cette observation, que mon excellent maître, M. Patissier, a rédigée lui-même. Peut-être que les eaux d'Enghien ne paraissent y jouer qu'un rôle secondaire. On serait tenté de croire que, sous l'influence de l'air de la campagne, le traitement rationnel (cautères, lait d'ânesse, etc.) seul, sans le secours des eaux d'Enghien, aurait suffi pour déterminer la guérison. Quoique je ne partage pas cette opinion, je conçois qu'on l'ait ; je ferai seulement remarquer qu'il est bien rare de voir se dissiper en un mois, sous l'influence seule des cautères et de l'air de la campagne, un engorgement chronique bien constaté, durant depuis longtemps, et enté sur une constitution faible, altérée par la souffrance ; je crois que la guérison se serait opérée par l'effet seul des eaux, sans le secours des cautères. Les observations qui suivent, dans lesquelles les eaux d'Enghien ont été seules employées, appuient cette manière de voir.

Observation dix-neuvième.

Douleurs vagues dans la poitrine, constantes au-dessous de la clavicule droite. — Affaiblissement persistant du bruit respiratoire, sans craquement. — Hémoptysies légères. — Guérison.

Mademoiselle L…, jeune fille de seize ans, tempérament nervoso-sanguin, mal réglée, issue d'un père rachitique et ayant un frère hémoptysique, vint à En-

ghien, d'après le conseil du docteur Collin. On consta-
tait : douleurs vagues dans la poitrine, constantes, au-
dessous de la clavicule droite, avec affaiblissement
persistant du bruit respiratoire sans craquement,
amaigrissement, hémoptysies légères de temps en
temps, accès fébriles nocturnes sans sueurs.

Elle a pris, en commençant, trois cuillerées à bouche d'eau sulfureuse dans autant de lait. Cette dose a
été graduellement augmentée, mais n'a pas dépassé
trois-quarts de verre dans la journée. Très-soulagée
après la première saison, elle revint l'année suivante,
et partit complétement rétablie. Depuis, elle s'est mariée, a eu deux enfants, et jouit d'une santé régulière.

Observation vingtième.

Phthisie tuberculeuse présumée. — Engorgement chronique du tiers supérieur des deux poumons. — Points emphysémateux. — Antécédents fâcheux.
— Signes rationnels et physiques graves. — Eau d'Enghien à faibles doses.
— Disparition des symptômes de l'engorgement et de l'emphysème. — Persistance de la rudesse, de la sécheresse et du prolongement du bruit respiratoire.

M. le marquis d'E... a été envoyé à Enghien, le
20 juin 1848, par M. le docteur Émery, pour essayer si
l'usage de ces eaux remplacerait celui des *Eaux-Bonnes*,
trop éloignées de Paris pour que le malade pût s'y
rendre.

M. le marquis d'E..., grand, d'un tempérament sec,
est âgé de soixante-deux ans. Il est entré au service à
l'âge de seize ans, et a fait quatorze campagnes. En

1823, il était alors âgé de trente-quatre ans ; après une course à cheval de quatre jours et quatre nuits, il fut atteint d'une fièvre jugée pernicieuse et soignée comme telle. Dès-lors sa santé, qui jusque-là avait été très-bonne, devint chancelante. Chaque hiver il était atteint de bronchites aiguës plus ou moins graves. En 1832, il y eut même de la pneumonie. Malgré l'amélioration que l'été apportait à son état, M. le marquis d'E... conservait une grande susceptibilité des organes respiratoires. Il s'enrhumait à la moindre imprudence ; éprouvait, après avoir parlé, de la fatigue, de l'oppression, de l'enrouement, et souffrait, en outre, de douleurs pleurodyniques presque continuelles. Deux saisons au Mont-d'Or n'ayant amené aucune amélioration, M. le marquis d'E... se rendit à Coterets en 1840. Il éprouva du mieux, et l'hiver suivant se passa sans accidents bronchiques. En 1842, 1843, 1844, ils reparurent.

En 1845, il eut une pneumonie très-grave, dont la convalescence fut longue et difficile ; l'oppression, la fatigue en parlant, l'inappétence, persistèrent. A ces symptômes vinrent se joindre, à la suite d'une irritation intestinale négligée, un amaigrissement considérable, la diarrhée et une toux sèche continue.

En décembre 1847, accès de fièvre coupé par le quinquina.

L'hiver de 1848 fut très-pénible : la bronchite aiguë fut accompagnée de sueurs nocturnes très-abondantes qui augmentèrent l'amaigrissement. Enfin, au mois d'avril, l'inflammation gagna à droite le tissu pulmonaire lui-même, et mit la vie du malade dans le plus grand danger. Après un traitement de deux mois et demi, pendant lequel M. Emery eut recours à une médication très-énergique, le malade était assez bien pour être transporté à Enghien, où il arriva le 20 juin 1848.

Je constatai l'état suivant :

Amaigrissement général ; faiblesse excessive, sueurs nocturnes très-abondantes ; selles diarrhéiques ; appétit capricieux, le plus souvent nul ; oppression, toux sèche.

A la percussion, à droite : Région sus et sous-claviculaire, son plus sourd que dans le reste de la poitrine, où il est très-clair.

A gauche, matité moins prononcée.

A l'auscultation, à droite : Sous la clavicule, bruit respiratoire rude et sec ; expiration prolongée ; voix résonnante ; timbre un peu nazillard. Au niveau des fosses sus et sous-épineuses, du même côté, diminution considérable du bruit respiratoire ; l'expiration paraît être prolongée. Le résonnement et le timbre nazillard de la voix sont à peine sensibles.

A gauche, en arrière et en haut, même affaiblissement du bruit respiratoire ; voix résonnante ; timbre plus clair qu'en avant. Sous la clavicule, bruit respiratoire faible, moins sec et moins dur qu'à droite.

Si l'on rapproche ces signes de l'état général et des antécédents du malade, on était en droit, sinon d'affirmer, au moins de craindre l'existence de tubercules à l'état crus au moins, et de juger le cas comme très-grave. L'engorgement et l'emphysème pulmonaire étaient, du reste, évidents.

Après nous être mis d'accord sur la direction à donner au traitement, nous engageâmes le malade, M. Émery et moi, à prendre trois cuillerées d'eau sulfureuse dans du lait chaud, matin et soir; un régime tonique, sans être excitant, bœuf rôti et saignant; vin de Bordeaux, étendu des deux tiers d'eau, etc.; quelques promenades au soleil; silence absolu.

Le 10 juillet, c'est-à-dire vingt jours après son arrivée, le malade était beaucoup mieux. Plus de sueurs nocturnes; appétit régulier; sommeil bon (sept heures); les forces reviennent; presque plus de fièvre; plus de diarrhée.

La respiration devient plus appréciable dans la partie postérieure du poumon droit; moins sourde et moins confuse dans le sommet du poumon gauche. (Six cuillerées d'eau sulfureuse dans deux cuillerées de lait chaud, matin et soir).

Le mieux continue; les forces reviennent de jour en jour, et le 4 août, il peut, sans fatigue, parcourir un peu plus d'un kilomètre.

L'auscultation et la percussion dénotaient une amélioration sensible. Dans les deux poumons, le résonnement était à peu près égal : cependant, sous les clavicules, il y avait encore de la matité. Le bruit respiratoire demeurait sec. L'expiration se prolongeait, à droite, dans toute la région antérieure, et en arrière, au niveau de la fosse sus-épineuse. Dans tout le reste de la partie postérieure, la respiration était devenue normale.

Point douloureux au niveau des dernières côtes, à droite. (Vésicatoire volant, deux tiers de verre d'eau sulfureuse matin et soir, avec un tiers de lait chaud ; même régime.)

L'amélioration continue à faire de notables progrès. L'état général est des plus satisfaisants. M. d'E... marchait et parlait sans fatigue ; plus d'oppression, plus de fièvre, plus de sueurs ; appétit bon et soutenu ; teint animé, un peu d'embonpoint. Il partit le 19 septembre. Nous l'avons engagé à passer l'hiver à Nice. Il s'y est rendu au mois de novembre. Sa santé, à cette époque, continuait à être bonne. J'ai su, depuis, qu'il avait passé un bon hiver, et que sa santé continuait à être régulière.

Je suis entré à dessein dans tous les détails de cette observation, parce qu'en général on est porté à suspecter l'efficacité des eaux minérales. On répond aux exemples de cures : le diagnostic était mal fait ; aussi me suis-je borné au seul énoncé des faits ; chacun en tirera ses conséquences. Qu'il me soit cependant permis de dire que je crois à la présence de tubercules crus au sommet des deux poumons, et surtout à droite, où ils paraissent s'étendre dans une grande partie du poumon. Ce qui me confirme dans cette manière de voir, c'est qu'à mesure que l'engorgement pulmonaire disparaissait, cette matité sous les clavicules, la droite surtout, cette expiration prolongée, rude et sèche, si prononcée chez les tuberculeux, devenait plus nette et plus précise, et qu'elle a persisté malgré la grande amélioration qui s'est manifestée, malgré la disparition complète de tous les signes rationnels. J'ajouterai, enfin, que le poumon droit, qui présentait surtout ces symptômes, était depuis vingt-cinq ans le siége de différents états pathologiques graves. »

Ma conviction profonde est que, dans le plus grand nombre des cas, certaines eaux sulfureuses *à base de chaux* (celles d'Enghien, de Pierrefonds, des Camoëns, etc.)[1], agissent d'une manière analogue à celles à base de soude (Bonnes, Eaux-Chaudes, Mont-d'Or, etc.).

Le bicarbonate de chaux remplace le bicarbonate de soude, ainsi que je l'ai dit plus haut.

Le succès dépend donc de la manière dont les eaux sont administrées, des doses auxquelles on les emploie, de leur fréquence, et de l'examen attentif des phénomènes qui surviennent. Voici deux exemples qui prouvent que si, dans les affections qui nous occupent, on néglige les points sur lesquels j'ai appelé l'attention, les eaux d'Enghien peuvent avoir les plus déplorables résultats.

Observation vingt-unième.

Douleurs vagues dans la poitrine. — Rhumes fréquents. — Quelques hémoptysies.—Eau d'Enghien à haute dose.—Mort.

M. G..., Polonais, âgé de vingt ans, grand, mince, tempérament lymphatique, éprouvait depuis quel-

[1] Les eaux d'Uriage, qui sont sulfureuses et froides, ne paraissent pas convenir lorsqu'il y a lésion organique, atération du tissu des poumons; mais, en revanche, elles ont une action très-énergique contre les dermatoses.

ques années des douleurs vagues dans la poitrine. Il s'enrhumait très-facilement et se débarrassait avec peine de la toux. Pas d'expectoration ; quelques hémoptysies à divers intervalles.

Le Dr Sabatier, son médecin, qui devait si promptement nous être enlevé, lui prescrivit les eaux d'Enghien et l'adressa à mon père. D'après ses conseils, M. G... ne prit d'abord que quatre cuillerées à bouche d'eau minérale dans autant de lait ; mais quelques jours après, cédant à l'influence de ces donneurs de conseils toujours si nombreux aux sources minérales, il but deux, trois, quatre et jusqu'à six verres d'eau sulfureuse pure dans la journée.

Les huit premiers jours se passèrent bien. M. G... sentait l'appétit revenir. Il se croyait guéri.

Dans la nuit du neuvième au dixième jour, il eut une hémoptysie abondante. Effrayé, il fit venir mon père et lui avoua son imprudence. Mon père, après avoir satisfait aux premières indications, engagea ce malade à suspendre les eaux et à retourner chez lui, ce qu'il fit quelques jours après. Mais ce fut en vain que M. le Dr Sabatier lui prodigua les soins les plus assidus, les hémoptysies se renouvelèrent et il fut rapidement enlevé.

Observation vingt-deuxième.

Phthisie granuleuse ayant revêtu longtemps les formes d'une bronchite. — Eau d'Enghien à haute dose. — Mort rapide.

M. P..., âgé de quarante-huit ans, grand, ayant la poitrine bien conformée, était affecté depuis deux ans

d'une phthisie granuleuse des poumons, qui revêtit longtemps les formes d'une bronchite. L'auscultation, dans
cette circonstance, ne fut presque d'aucune utilité pour
éclairer le diagnostic. Après avoir essayé d'un grand
nombre de médications, M. P... se mit à l'usage de
l'eau d'Enghien. Il commença par un verre et augmenta rapidement jusqu'à trois. Pendant les trois ou
quatre premiers jours de leur ingestion, malgré un
peu de diarrhée, M. P... sembla reprendre des forces,
mais bientôt l'état fébrile augmenta en même temps
que les sueurs pendant le sommeil. L'usage de l'eau
minérale fut suspendu, et repris ensuite à doses infi-
nitésimales, uniquement pour satisfaire le malade.
Malgré cela, la fièvre de consomption fit de rapides
progrès et l'emporta en quelques jours.

M. le professeur Fouquier, et mon excellent confrère
et ami, le docteur Dronsart, ont été, avec moi, témoins
de ce fait.

Il est évident, pour moi, que dans l'observation
qu'on vient de lire, les eaux minérales, à cette dose,
ont hâté les progrès de la phthisie et déterminé
la mort, peut-être deux ou trois mois plus tôt qu'elle
n'aurait eu lieu si le malade les avait prises à la dose
de 15, 20 et 30 grammes dans les vingt-quatre heures.
La guérison était impossible, sans doute, mais la vie
aurait pu être prolongée; c'est souvent le seul but des
efforts du médecin. Concluera-t-on de ce qui précède
au rejet des eaux d'Enghien dans ces maladies? Aucun esprit sérieux ne peut avoir cette pensée. Les médicaments les plus utiles sont presque toujours en-

tourés d'un certain danger, qui demande dans leur emploi prudence et sagacité. Les eaux Bonnes et les eaux du Mont-d'Or comptent plus d'une victime. Il suffit d'être averti et de croire aux faits avancés pour écarter les accidents.

De quelques maladies chroniques de l'utérus.

Depuis que les doctrines de Lisfranc sur les affections de l'utérus ont perdu l'influence qu'elles ont eue pendant si longtemps, quelques médecins ont employé les eaux sulfureuses pour combattre certains états morbides de la matrice, que l'on traitait auparavant par les antiphlogistiques et les cautérisations. Cette innovation ayant eu de bons effets, on a vu peu à peu les praticiens changer d'opinion, et considérer, dans le plus grand nombre des cas, les maladies qui nous occupent comme résultant d'un état général, soit lymphatique, soit scrofuleux, soit syphilitique, dont il fallait avant tout se préoccuper. Alors l'affection locale qui, jusque-là, avait exclusivement fixé l'attention, a perdu de son importance et n'a plus été regardée, par les hommes libres de préoccupations systématiques, que comme un symptôme, un effet et non une cause. Une fois dans cette voie, on a vu s'accroître le nombre des guérisons, et bientôt, nous l'espérons du moins, ces maladies cesseront d'être la terreur de presque toutes les femmes.

Il est vrai de dire que cette manière de voir n'est

pas généralement adoptée, et que, probablement, on me reprochera de la professer pour les besoins de la cause. L'utilité des eaux minérales serait en effet d'autant plus grande que l'influence d'une cause générale serait mieux démontrée. Je ne crains pas d'aborder cette question et de dire ma pensée tout entière : mon opinion est libre, indépendante, je crois en avoir donné assez de preuves depuis que je suis à Enghien. Il faut aujourd'hui s'expliquer clairement sur les affections de l'utérus ; pendant longtemps elles ont été l'objet de spéculations que je m'abstiens de qualifier. La lumière commence à se faire, et on ne doit pas penser que pour favoriser une opinion opposée, nous voulons entretenir les ténèbres.

Examinons donc les circonstances dans lesquelles il convient d'employer les eaux sulfureuses.

Et d'abord, disons un mot de l'engorgement chronique auquel les uns ont fait jouer un si grand rôle, tandis que les autres n'ont pas voulu l'admettre.

L'engorgement chronique, soit du col, soit du corps de l'utérus, est une affection bien réelle, bien constatée, mise hors de doute par les observations de MM. Moreau, Gibert, Roux, Jobert, par les pièces d'anatomie pathologique fournies par M. Huguier[1], et par les faits qui se présentent tous les jours dans la pratique.

C'est un état intermédiaire à l'inflammation et à

[1] *Voyez* la discussion sur les engorgements et les déviations de l'utérus. (*Bulletins de l'Académie de médecine*, 1849.)

l'hypertrophie, une sorte de subinflammation. Dans un grand nombre de cas, il succède à l'inflammation, mais il en a perdu les caractères, de même qu'on voit les trajets fistuleux, les ulcérations, les eczémas chroniques occasionner un engorgement de la peau et du tissu cellulaire sous-cutané. Dans d'autres circonstances, il n'a pas été précédé d'inflammation, tels sont les engorgements herpétiques et syphilitiques; on le voit produit par de simples congestions qui se succèdent à court intervalle, et qui alternent avec des congestions soit de la langue, soit du poumon, soit du foie, comme je pourrais en citer plusieurs exemples chez les femmes arrivées à l'âge critique.

Les adversaires de l'engorgement se sont appuyés sur les recherches de M. Lacauchie pour le déclarer impossible. Puisqu'il n'y a pas de tissu cellulaire dans le col, disent-ils, il ne peut y avoir d'engorgement. Cette manière de raisonner, tout étrange qu'elle paraisse, avait de nombreux partisans, et il n'a pas fallu moins que la parole de M. Jobert pour rappeler que l'utérus est assez riche en vaisseaux vasculaires pour s'engorger chroniquement, et que, du reste, ce dernier état n'avait rien de si inadmissible, puisqu'on reconnaît des engorgements aigus.

En résumé, il existe des engorgements chroniques de l'organe gestateur, soit comme phénomènes symptômatiques d'autres affections, soit comme affections idiopathiques locales.

Dans ces deux circonstances, les eaux sulfureuses ont été employées. On conçoit leur utilité quand l'engorgement est symptômatique d'un état lymphatique, scrofuleux, herpétique ou syphilitique ; mais il n'est pas aussi facile de le faire quand l'engorgement est essentiel. Pour mon compte, je n'en ai pas vu disparaître par l'usage exclusif des eaux minérales, si ce n'est toutefois en employant les douches froides ; mais alors l'absorption étant presque nulle, l'eau n'agit que fort peu en vertu des sels qu'elle contient. Cependant plusieurs praticiens, placés comme moi, près de sources minérales, m'ont affirmé avoir obtenu la résolution d'engorgements idiopathiques soit du col, soit du corps de l'utérus, en employant leurs eaux en bains et douches à la température de 35 et 40° centigrades. J'avoue que j'hésiterais à mettre cette méthode en pratique. J'ai toujours vu arriver des accidents quand on dirigeait des douches minérales chaudes sur l'hypogastre, les régions inguinale et lombaire. Les douches dites *dérivatives* appliquées très-chaudes aux extrémités, ne m'ont paru avoir aucune action sur les engorgements viscéraux chroniques, tout au plus pourrait-on les comprendre dans certains états aigus, et encore les douches fraîches sont-elles bien préférables.

Ici se présente une question délicate et qu'il faut cependant aborder. Les douches froides ayant, dans certains cas d'engorgement essentiel, une efficacité incontestable, et l'absorption étant presque nulle à cette température, est-il indifférent de les donner avec de l'eau ordinaire ou de l'eau minérale? Il est assez difficile de trancher cette question. Voici le résultat de mon observation :

Une femme avait un engorgement sthénique, conséquence de la reprise prématurée du travail après les
couches, l'utérus n'ayant pas eu le temps de revenir à
son état normal. On conseilla les douches froides,
qu'elle prit chez elle avec de l'eau de puits. Au bout
de trois mois, c'est-à-dire après quatre-vingt-dix
douches, l'engorgement avait encore les deux tiers de
son volume primitif. Elle prit soixante douches d'eau
d'Enghien à 20° centigrades, et après il ne restait
presque plus d'augmentation de volume. Ce résultat
aurait-il été le même, si on avait continué les douches
d'eau simple? D'après les hydropathes, la solution
n'est pas douteuse : ils disent que la résolution est
surtout très-manifeste après deux ou trois mois de
traitement, et que souvent elle s'achève après que ce
dernier a été suspendu. Il se passerait alors les mêmes
phénomènes qu'après l'usage des eaux minérales. Quoi
qu'il en soit, la douche froide est appelée à jouer un
grand rôle dans le traitement des affections utérines.
On peut surtout combiner son emploi avec celui des
moyens chirurgicaux, la cautérisation, par exemple,
et guérir ainsi, en peu de temps, certains états morbides qui auraient exigé un traitement exclusif très-
prolongé.

Priessnitz et quelques autres Allemands, sont dans
l'habitude de continuer le traitement froid pendant
l'époque menstruelle. M. Schedel, tout en n'approu-
vant pas cette méthode, avoue n'avoir constaté que
trois cas d'accident sur près de mille sujets. « L'un de
ces trois cas, dit-il, est celui de la comtesse Potoska,

qui était en traitement pour des congestion vers la
poitrine, et qui mourut d'apoplexie trois heures après
avoir pris le grand bain, pendant que les règles coulaient. Il est juste de dire qu'elle a pris ce bain contre
les ordres de Priessnitz, ou peut-être seulement sans
ses ordres. Le deuxième cas est celui de la princesse
Pignatelli, chez laquelle le grand bain froid avait entraîné une suppression qui a persisté sept mois. Dans
le troisième cas, la dame a perdu connaissance, et
la baigneuse, après avoir eu beaucoup de peine à la
sortir de l'eau, a dû la faire porter chez elle. L'accident n'a pas eu d'autres suites fâcheuses [1]. »

Remarquons que ces faits se rapportent au bain froid,
et qu'il n'est pas fait mention d'accidents consécutifs à
la douche. Il y a, en effet, une grande différence entre
l'effet d'un bain froid et celui d'une douche froide,
surtout d'une douche générale. Elle augmente d'une
manière considérable l'activité de la circulation dans
les capillaires cutanés, et, en admettant même que le
flux cutaménial diminuât, on comprend comment il
pourrait ne pas se produire de congestion viscérale.
Aussi, depuis plus de six ans, je ne me suis pas cru
obligé de suspendre la douche pendant l'époque menstruelle et je n'ai pas eu d'accident à noter. Quelquefois, il est vrai ♦ les règles durent moins longtemps ;
mais ce trouble n'est que passager : après le traitement, l'hémorrhagie rentre dans les conditions physiologiques.

[1] Schedel, *Examen clinique de l'hydrothérapie.* Paris, 1845, p. 99.

S'il reste acquis que les douches générales froides n'ont pas d'inconvénient pendant l'époque, il est bon cependant d'observer que la manière de les administrer est très-importante. Ainsi, j'ai vu les règles s'arrêter immédiatement quand la percussion exercée par la douche sur l'abdomen et surtout sur l'hypogastre était trop forte : le lendemain, elles revenaient sous la douche, et les malades n'avaient été que très-légèrement incommodées. En pareil cas, le magnétisme, quand on peut l'employer, est un des meilleurs emménagogues que je connaisse; ce qui ne doit pas empêcher de recourir à la douche.

M. Fleury, dans son *Mémoire sur l'action des douches froides appliquées aux engorgements et aux déviations de l'utérus*, s'est occupé de cette question et est arrivé au même résultat que moi.

Toutes ses malades ont pris, pendant l'époque menstruelle, des douches générales en pluie ou en nappe, précédées ou non de transpiration, et les résultats de cette pratique ont été les suivants :

« Jamais il n'est survenu le plus léger accident.

« Jamais les règles n'ont été arrêtées.

« Dans l'état normal, l'écoulement menstruel n'a subi aucune modification.

« Dans l'état morbide, l'écoulement menstruel a été ramené à ses conditions physiologiques et s'est régularisé, si je puis m'exprimer ainsi, devenant plus abondant s'il avait diminué, moins abondant s'il avait augmenté outre mesure, facile s'il était accompagné de douleurs plus ou moins vives, régulièrement périodique s'il était devenu irrégulier.

« Les douches froides ont exercé sur l'écoulement menstruel une influence directe en agissant sur la circulation générale et locale, ces modifications ont eu lieu avant qu'un changement notable soit survenu dans la maladie (*chlorose, affection utérine, etc.*) à laquelle se rattachait le dérangement de la menstruation. »

J'ai cité en entier et textuellement le passage de M. Fleury, parce que la méthode, que j'emploie depuis longtemps a été vivement attaquée, et que je suis heureux de la voir appuyée de faits authentiques et par des hommes compétents.

Revenons aux affections utérines dans lesquelles on peut employer les eaux d'Enghein.

Bien que l'engorgement soit une maladie propre, ayant son individualité, cependant il accompagne souvent d'autres états morbides, dont il retarde la guérison : témoin ce qui arrive dans certaines ulcérations du col, que l'on ne voit se cicatriser, par l'effet de la cautérisation, qu'après que l'engorgement a commencé à disparaître. Ici, les eaux d'Enghien trouvent une application naturelle : elles agissent sur l'engorgement et rendent la cicatrisation possible par le cautère.

Plusieurs praticiens ont essayé de combattre les ulcérations du col par les douches sulfureuses vaginales, mais sans succès ; je n'ai pas été beaucoup plus heureux ; j'ai même vu, dans de simples écoulements leuchorrhéiques, si fréquents chez les sujets lymphatiques, ces douches déterminer un état aigu caractérisé

par la douleur, la coloration et la plus grande abondance du flux muqueux; aussi, ai-je renoncé à leur
emploi. Je préfère les bains internes pris, soit au
moyen d'un spéculum en caoutchouc maintenu pendant toute la durée du bain, soit au moyen d'injections conservées pendant trois quarts-d'heure, le bassin étant soulevé.

Si les ulcérations du col résistent à l'usage de l'eau
d'Enghien, il n'en est pas de même de ces granulations que l'on est dans l'habitude de cautériser trop
promptement. Je répéterai, à propos de cette affection,
ce que j'ai dit ailleurs au sujet des granulations du
pharinx[1] : Les cautérisations, dans le plus grand
nombre des cas, dépassent le but qu'on se propose;
on l'atteint plus sûrement en passant sur les granulations un pinceau imbibé d'un liquide astringent :

> Azotate d'argent. . . . . 0,10 centigrammes.
> Eau distillée. . . . . . . 20 à 30 grammes et plus.

Souvent les eaux seules, continuées assez longtemps, suffisent.

Observation vingt-troisième.

Constitution lymphatique. — Antéversion. — Engorgement du col, surtout à
la lèvre antérieure. — Granulations discrètes à la lèvre postérieure. — Bains
sulfureux et douches fraiches. — Amélioration très-grande.

Madame P..., d'Amiens, âgée de vingt-sept ans,
mariée depuis sept ans, d'un tempérament lymphatique, bien réglée depuis l'âge de quatorze ans, a tou-

[1] *Revue medico chirurgicale,*-loc. cit.

jours joui d'une santé régulière jusqu'à 1845. A cette époque, elle alla prendre les bains de mer sans autre motif que celui de se distraire et de fortifier sa constitution. Ils déterminèrent une vive irritation intestinale, et depuis, madame P... se plaignit de douleurs gastriques et abdominales. Du reste, aucun symptôme du côté de l'utérus. Au mois d'octobre 1846, se trouvant toujours souffrante, malgré le traitement de M. le Dr Barbier, elle alla consulter le Dr J..., qui pensa que la maladie pouvait être entretenue par une affection de l'utérus. Il appliqua le spéculum, et déclara que des cautérisations étaient indispensables. M. Barbier fut d'un avis contraire.

Madame P... n'éprouvait, ni pesanteur dans les lombes après la marche qui pouvait être prolongée pendant plusieurs heures sang fatigue, ni écoulement.

Après la première cautérisation (on employa le nitrate d'argent), madame P... commença à souffrir de douleurs dans les lombes. La station debout devint douloureuse.

Après huit cautérisations, l'état maladif ayant augmenté, madame P... se décida à venir à Paris.

Le 22 janvier 1847, M. le professeur Marjolin trouva :

Antéversion. — Abaissement, muqueuse vaginale rouge et sensible au toucher.

Le col, dans le voisinage de son orifice, mou et un peu fongueux.

Pas d'engorgement dans les viscères abdominaux, prédisposition inflammatoire.

Il prescrivit :

Les injections astringentes ; de tenir le ventre libre ; tisanne de gomme édulcorée ; de revenir aux cautérisations, quand l'inflammation aurait *notablement diminué.*

M. le professeur Cruveilhier, consulté à son tour, constata une inflammation *granulée du museau de tanche, pour laquelle les cautérisations, avec le nitrate d'argent, sont en général indiquées.*

Cependant, vu l'état de susceptibilité des organes, il crut devoir engager à les ménager. La malade ne suivit aucune de ces deux prescriptions.

Notre confrère, le Dr Carteaux, qui était, à Paris, le médecin ordinaire de madame P..., l'engagea à se rendre à Enghien. Elle y arriva le 24 juin 1847. Dès les premiers jours, elle prit quelques bains mitigés, sans boire l'eau ; je ne fus consulté que le dixième ou le douzième jour après son arrivée.

Je constatai :

Antéversion. — Engorgement du col, surtout de la lèvre antérieure ; état fongueux de la membrane muqueuse de cette partie.

A la lèvre postérieure, granulations discrètes.

(Bains sulfureux à 34° centigr.; douches sulfureuses froides promenées sur les lombes et l'hypogastre, à l'aide d'un arrosoir fin, pendant cinq à six minutes.

Promenades à pied, en ayant soin d'éviter la fatigue. Conserver souvent la position horizontale.

Deux verres d'eau sulfureuse par jour).

Ce traitement a été suivi jusqu'au 18 août suivant,

époque à laquelle Mme P... quitta Enghien. Avant son départ, nous constatâmes, M. Carteaux et moi, que *l'engorgement était disparu*, que *l'état fongueux de la muqueuse était bien diminué*, que *les granulations étaient affaissées ;* et nous exprimâmes le regret que Mme P... fut obligée de cesser si promptement l'usage des eaux. Il était, pour nous, hors de doute que la guérison complète aurait pu s'opérer la même année.

Pour continuer l'effet des eaux, nous crûmes nécessaire de porter un liquide astringent sur les fongosités et sur les granulations, et d'appliquer sur la région lombaire quelques ventouses sèches. Repos. Nous prescrivîmes cependant, plusieurs fois par jour, un peu d'exercice à pied.

Pendant l'hiver suivant, Mme P... commit quelques imprudences, à la suite desquelles elle eut une métropéritonite grave. Après la guérison, M. Carteaux enleva un petit polype qui s'était développé dans l'intérieur du col. Aujourd'hui elle jouit d'une bonne santé. Les granulations ont disparu depuis les eaux.

Cette observation est intéressante parce qu'elle offre un exemple de déplacement et de granulations avec engorgement très-soulagés par les eaux, tandis que les cautérisations par le nitrate d'argent avaient aggravé les symptômes. Il est vrai de dire que le nitrate d'argent, la potasse, le chlorure d'antimoine, le nitrate acide de mercure, etc., sont abandonnés par le plus grand nombre des praticiens, parce que leur action ne peut être exactement circonscrite, et qu'ils préfèrent, pour cette raison, le caustique de Vienne solidifié, ou caustique Fithos[1] et le cautère actuel : je pense que dans un grand nombre de cas les cautérisations peuvent être évitées et la guérison s'opérer aussi promptement.

De tout ce qui précède, il est facile de penser que l'eau d'Enghien a une action très-énergique sur la circulation utérine. La menstruation est presque toujours dérangée ; les époques se rapprochent, sont plus abondantes ou se régularisent.

En général, elles produisent une grande excitation qui effraie à tort les malades; une franche amélioration lui succède bientôt.

En résumé, les eaux d'Enghien peuvent être employées dans les affections suivantes :

1° Les engorgements chroniques, soit idiopathiques, soit symptômatiques, d'un état lymphatique, scrofuleux, herpétique, syphilitique;

2° Les granulations avec ou sans engorgement;

3° Les leucorrhées, soit simples ou catharrhales, soit celles résultant de granulations;

4° Les troubles de la menstruation ;

5° Les chloroses qui ont pour cause les maladies de l'utérus, avec ou sans hémorrhagies;

6° L'état de surexcitation du système nerveux, les dispositions fàcheuses dans lesquelles se trouve ordinairement l'estomac après un traitement prolongé de ces maladies.

---

[1] Je saisis cette occasion pour témoigner à ce praticien, aussi instruit que modeste, la reconnaissance que sa bienveillante amitié a fait naître dans mon cœur.

Dans ce dernier cas, les bains doivent être administrés frais et de courte durée, cinq à dix minutes, et 26 à 20 degrés centigrades.

MALADIES CHRONIQUES DE LA PEAU.

Les eaux d'Enghien jouisssent, comme toutes les eaux sulfureuses, d'une réputation populaire contre les dermatoses. Le nombre des guérisons qu'elles ont opérées est considérable, eu égard au petit nombre d'années de leur exploitation (30 ans.)

Il me serait impossible d'indiquer, d'une manière exacte, leur mode d'action dans cette circonstance. On sait seulement que les malades guérissent après une exacerbation qui, ravivant le mal, détermine un état de phlegmasie aiguë qui contribue à résoudre l'engorgement, l'induration du derme. Ces recrudescences sont nécessaires; dans tous les établissements on les a remarquées, et, en général, les individus chez lesquels elles ne s'observent pas, voient, après un mieux plus ou moins prolongé, revenir les éruptions. L'intensité de ces *crises* doit être proportionnée à l'âge du sujet, à sa constitution, à la durée de l'affection. Beaucoup de personnes manquent de persévérance; elles oublient que ces maladies rebelles ont une grande tendance à récidiver, parce qu'elles sont devenues constitutionnelles, c'est-à-dire dépendant d'une altération profonde, soit de l'assimilation, soit de l'hématose, laquelle détermine un état pathologique local qui peut rester latent

pendant un temps indéterminé et se réveiller tout à
coup. Je suis autorisé à penser que la méthode généralement suivie par les baigneurs est insuffisante et
qu'il faut lui attribuer une grande partie des insuccès.
Les uns, en prenant des bains trop chauds, déter-
minent une excitation trop vive, les autres, plus ti-
morés, redoutant la moindre exacerbation, détruisent
constamment, par l'usage des émollients, l'action de
l'eau minérale. Je ferai remarquer, ici, que la guérison des maladies cutanées chroniques ne dépend pas
tant *de l'intensité de l'excitation que de sa continuité;*
c'est à maintenir cet état d'une manière constante,
jusqu'à parfaite guérison, que le médecin doit surtout
s'attacher.

Les douches à température variable et en arrosoir
promenées sur les parties malades permettent d'obtenir facilement ce résultat, surtout si on a la précaution
de faire précéder le traitement minéral de quelques
bains ou douches de vapeur. Dans certains cas, il est
même nécessaire d'alterner l'usage de l'eau minérale
avec celui de la vapeur ; mais, en général, il suffit de
commencer par ce dernier. Je ne saurais trop insister sur l'emploi des douches minérales contre les
maladies qui nous occupent; elles opèrent des effets
très-remarquables et très-prompts.

Je vais rapporter quelques observations de dermatoses rebelles guéries par la méthode de *l'excitation
continue,* méthode dont les auteurs ne font pas mention.

Observation vingt-quatrième.

Eczéma chronique occupant toute la face, le col, les épaules, la poitrine, et datant de quinze ou dix-huit ans. —Aspect repoussant.—Première saison de trente bains et d'autant de douches.—Amélioration suivie de récidive au printemps suivant. — Seconde et troisième saison, guérison complète.

M. S., capitaine d'artillerie, d'une bonne constitution, âgé de quarante-cinq ans, était atteint, depuis quinze ou dix-huit ans, d'un *eczéma chronique* qui occupait toute la face, le col, les épaules et la poitrine. Son aspect était si repoussant, qu'on dût lui imposer la condition de se voiler le visage pour aller au bain. Pendant la première saison, il prit trente bains et trente douches à 38° centigrades. Je l'engageai à se lotionner tantôt avec l'eau de la source Cotte, tantôt avec celle de la Pêcherie, suivant l'état d'excitation dans lequel il se trouverait. Vers la fin de décembre, M. S... était si bien, qu'il se crut guéri. Je lui fis remarquer sur la poitrine, sur le col et sur la figure certaines portions encore malades ; je l'engageai à continuer les lotions sulfureuses et à ne pas s'inquiéter d'une récidive qui arriverait soit à la fin de l'automne, soit au printemps. Elle eut lieu au mois d'avril. L'éruption envahit toutes les parties précédemment malades. M. S... était désespéré. Il revint à Enghien au mois de mai et prit quarante douches, et après chacune d'elles un bain d'une heure, tantôt pures, tantôt coupées avec de l'eau ordinaire, et à des températures variables. La tolérance était beaucoup moins grande, ce qui me parut d'un bon augure. En effet, l'hiver suivant il n'y eut pas de rechute ; M. S... prit les eaux pendant deux saisons pour consolider sa guérison. Depuis, il s'est marié, et n'a pas eu la moindre atteinte de l'affection qui avait tourmenté la moitié de sa vie.

Observation vingt-cinquième.

Eczéma impétiginodes occupant le cuir chevelu. — Douches sulfureuses et lotions avec l'eau de la source de la Pêcherie. — Courte amélioration suivie d'une crise. — L'usage externe de l'eau minérale est continué jusqu'à guérison complète.

Un enfant de neuf ans, parent de M. Baudens, chirurgien en chef du Val-de-Grâce, fut conduit à Enghien par sa mère en 1845. Un *eczéma impetiginodes* occupait depuis deux ans tout le cuir chevelu. Je prescrivis les douches sulfureuses, suivies d'un bain d'une heure, et dans la journée cinq à six lotions avec l'eau sulfureuse de la Pêcherie. Après trente douches, amélioration ; mais elle fut de courte durée. L'éruption envahit de nouveau le cuir chevelu et menaça de se propager à la face. J'engageai Mme X... à continuer le même traitement sans se décourager jusqu'à guérison complète. Pendant la saison d'hiver on se borna aux lotions, répétées huit et dix fois le jour, tantôt avec l'eau de la Pêcherie pure, tantôt avec celle des autres sources. La liberté du ventre fut soigneusement entretenue, et le régime rationnel suivi avec persévérance. Pendant l'été de 1846, ce malade prit encore des douches ; les lotions furent continuées. Quand Mme X... me l'amena en 1847, il était complètement guéri.

Je pourrais multiplier les observations de dermatoses rebelles qui ont enfin cédé à l'usage des eaux minérales d'après cette méthode ; que les malades ne se découragent donc pas, lorsqu'après avoir pris les eaux pendant plusieurs années ils ne se trouveront pas guéris ; au lieu de renoncer à tout traitement, qu'ils essaient d'entretenir pendant longtemps une excitation continue et égale ; que, pendant ce temps, ils se soumettent à un régime convenable et à une médication interne rationnelle, et je crois pouvoir leur donner la consolante espérance de voir disparaître la plupart des dermatoses réputées incurables.

On pourrait presque affirmer qu'il en sera toujours ainsi des maladies vésiculeuses chroniques. Quant aux autres ordres, je n'ai pu encore me former une conviction aussi ferme, bien que j'aie déjà observé des cures remarquables. Je citerai la suivante, qui se rapporte à l'*ordre des tubercules* de Willan, Biett, de MM. Rayer, Cazenave et Schedel, Gibert, et au groupe des *dermatoses scrofuleuses* d'Alibert.

Observation vingt-sixième.

Diathèse scrofuleuse. — Rachitisme. — Ulcérations tuberculeuses ayant leur siége aux jambes et aux pieds.—Destruction de plusieurs orteils. — Usage interne et externe de l'eau sulfureuse continué jusqu'à guérison.

M. le professeur Magendie m'adressa, en 1845, un paysan d'Argenteuil, âgé de vingt-quatre ans, scrofuleux depuis sa naissance. La diathèse, mal combattue par un mauvais régime alimentaire n'avait pas tardé à porter ses fruits. Quand je le vis pour la première fois il présentait l'état suivant : visage maigre, peau terreuse, physionomie rappelant celle du singe, thorax enfoncé, dos voûté; aux jambes, engorgement et induration des tissus, ulcérations tuberculeuses à bords décolés, frangés, et laissant échapper une odeur fétide; aux pieds, tuméfaction considérable, ulcérations semblables à celles des jambes, destruction de plusieurs orteils. Le malade marche avec des béquilles; il ne peut appuyer que l'extrémité d'un pied à terre, l'autre reste soutenu par une bretelle.

J'engageai le malade à prendre tous les jours un bain sulfureux d'une heure et demie; en outre, deux pédiluves par jour avec l'eau de la Pêcherie.

Le matin, à jeun, deux verres d'eau sulfureuse coupée avec une macération à froid de feuilles de noyer. La dose fut rapidement portée à quatre verres. Une macération de quinquina rouge remplaça de temps en temps celle de feuilles de noyer, nourriture substantielle, etc.

Ce traitement fut suivi du mois de juin 1845 au mois de novembre de la même année. Le malade cessa les bains; il était beaucoup mieux. Les plaies s'étaient en partie cicatrisées, l'odeur était moins fétide; il s'appuyait également sur les deux pieds et marchait avec un bras.

Pendant l'hiver, on se borna à trois bains de jambes par jour et au traitement interne; 1846, 1847, même traitement sans interruption. A la fin de cette dernière saison, il était aussi bien que possible; toutes les plaies étaient complètement cicatrisées, l'engorgement et l'induration des tissus avaient disparu, la peau avait repris sa couleur normale.

J'ignore si la guérison sera durable. Elle ne date que de trois années. Cependant on ne peut méconnaître l'effet produit par les eaux. Elles ont arrêté les destructions qui s'opéraient rapidement, et prolongé la vie du malade gravement compromise. Aujourd'hui il peut marcher avec un bâton ; l'état général est aussi satisfaisant que possible.

Toutes les affections cutanées chroniques ne demandent pas autant de persévérance : deux ou trois saisons, de vingt-cinq à trente bains chacune, suffisent souvent pour les guérir. Il est quelques personnes qui sont assez heureuses pour voir la cure s'opérer en peu de jours. Ordinairement, ces résultats prompts ne sont pas durables. Que de fois ai-je entendu des malades dire tristement que les eaux de Baréges étaient impuissantes à les guérir ; qu'elles leur avaient procuré une amélioration passagère, et que la maladie avait ensuite reparu ! Quelques-uns, sur mon conseil, sont retournés à Baréges plusieurs fois et se sont bien guéris ; d'autres, qui cherchaient dans les eaux minérales l'utilité seule, n'ont pas voulu entreprendre de nouveaux voyages, et se sont guéris à Enghien.

Voici quelques observations *sommaires* de dermatoses dont la cure a été rapide et durable. Je les prends dans les notes de mon père ; celles que j'ai vues s'opé-

rer de cette manière sont trop récentes pour m'inspi-
rer confiance : elles ne datent que de quatre ou cinq ·
ans.

Observation vingt-septième.

Dartre crustacée (impetigo) occupant la tempe gauche. — Guérison après
vingt bains et dix douches.

Mademoiselle E..., jeune fille de dix ans, présente
à la tempe gauche une dartre crustacée qui existe depuis un an et menace d'envahir le front et le sourcil.
Vingt bains et dix douches sulfureuses sont pris par la
petite malade durant l'été de 1835 : les croûtes sont
tombées au bout de six semaines, et l'éruption n'a plus
reparu.

Observation vingt-huitième.

Dartre squameuse rebelle (psoriasis). — Syphilis mal guérie. — Après trente
bains et quinze douches, les plaques ont disparu. — Guérison radicale l'année suivante.

M. B..., âgé de cinquante ans, d'une constitution
nerveuse, affaibli par une syphilis mal guérie et traitée
par les mercuriaux, présente sur le front, aux orbites,
au sommet et au pourtour des ailes du nez, une dartre
squameuse, rebelle à tout agent thérapeutique depuis
plusieurs années. Arrivé à Enghien en juin 1836,
M. B... prit, d'après mes conseils, une trentaine de
bains et quinze douches. Toutes ses dartres disparurent et sa figure redevint nette.

Cette année (1837), M. B... étant revenu prendre

les eaux, j'ai pu m'assurer que sa guérison était radicale.

Observation vingt-neuvième.

Dartres squameuses (psoriasis) siégeant sur les jambes. — Traitements ordinaires sans résultat. — Trente bains et trente douches. — Après la première saison, mieux. — Guérison complète après la troisième.

M. G..., âgé de cinquante-cinq ans, d'un tempérament nervoso-sanguin, est affecté depuis longues années de dartres squameuses aux deux jambes. Fatigué des traitements qu'il a subis à Paris sans résultat utile, M. G... s'est décidé à essayer des eaux d'Enghien. Trente bains et autant de douches furent pris la première saison (1835) : une amélioration notable ne se fit pas longtemps attendre ; mais, quelques accidents s'étant manifestés du côté de la tête et des intestins, je lui conseillai de cesser l'usage des eaux, et de revenir l'année suivante. Il tint compte de mes avis, prit en 1836 une plus grande quantité de bains, sans qu'il soit survenu d'accidents. Après la saison, les dartres avaient en grande partie disparu. Une seule malléole, restée malade, guérit entièrement en 1837.

Observation trentième.

Eczéma chronique presque général. — Guérison complète après trois saisons

M. R..., vieillard affecté d'eczéma chronique siégeant au col, aux bras, aux aisselles, aux parties latérales de la poitrine, à l'épigastre, aux jambes, et particulièrement aux malléoles internes et externes, est venu au printemps de 1835 se soumettre, pour la deuxième fois, aux bains et douches sulfureuses d'Enghien. Ce malade se trouve, malgré son grand âge, dans un état très-satisfaisant et qui donne l'espoir de le voir bientôt débarrassé de son affection herpétique : les dartres ont perdu de leur âcreté et plus des trois quarts de leur étendue.

J'ai revu M. R... en 1838, il est complétement guéri.

Qu'il me soit permis d'ajouter à ces observations celle d'un prurigo de l'anus que j'ai vu guérir rapidement, et dont depuis trois ans la cure ne s'est pas démentie.

Observation trente-unième.

Prurigo de l'anus (*prurigo podicis*) datant de six ans. — Cinquante-deux ans. — Tempérament lymphatique. — Abcès pendant l'enfance. — Eau sulfureuse en bains et douches. — Guérison rapide.

M. J....., âgé de cinquante-deux ans, tempérament lymphatique, négociant en toiles à Rouen, était atteint, depuis six ans, d'un prurigo podicis qui lui occasionnait des démangeaisons insupportables, et qu'il n'a combattues qu'avec la pommade soufrée. Ce malade, qui n'a jamais fait d'excès d'aucune espèce, et dont la vie, très-laborieuse, s'est néanmoins passée au milieu de circonstances hygiéniques convenables, est né d'une mère ayant eu plusieurs symptômes herpétiques. Dans son enfance, il a eu un abcès sous le menton, et depuis, sa santé a été régulière. Il a trois enfants bien constitués et bien portants.

. Le 27 juillet 1847, M. J..... arrive à Enghien, et me demande de diriger le traitement — (Trois fois le jour, un demi-verre d'eau sulfureuse pure. Douches sulfureuses à 34° centigrades.) Au bout de quelques jours, légère poussée, accompagnée de fièvre peu intense. — (Trois jours de repos, limonade, eau de Sœdlitz, diète.)

 Le traitement est repris, et continué jusqu'à la fin d'août. M. J..... quitte Enghien presque guéri ; l'hiver suivant se passa sans qu'il souffrit de son affection. Il est revenu à Enghien en juin 1848 pour prendre une saison, bien qu'il n'y ait plus trace de l'affection.

Le prurigo podicis est ordinairement une maladie très-tenace, et les exemples de guérison aussi rapide sont rares. Il en est ainsi de presque toutes les affections herpétiques de l'anus et des parties génitales. Quant les eaux minérales échouent, on guérit quelquefois la maladie par les cautérisations. En voici un exemple :

Observation trente-deuxième.

Herpès de l'anus datant de plusieurs années. — Eaux d'Enghien. — Pas d'amélioration notable. — Cautérisation avec la solution de nitrate d'argent. — Guérison.

 Madame D... m'a été adressée, en 1847, par mon confrère M. le Dr Gaubert, pour combattre par les eaux d'Enghien, un herpès de l'anus datant de plusieurs années. Cette dame, âgée de trente ans, grande,

brune, d'une bonne constitution, est mère d'un enfant
de sept ans, bien portant. Elle est réglée régulièrement depuis l'âge de treize ans. Son mari m'a affirmé
ne jamais avoir eu d'affection vénérienne.

Elle était sujette à des maux de tête, pour lesquels
elle a pris les eaux de Cauterets en 1843. Pendant
leur usage, ces douleurs, loin de diminuer, ont peut-
être augmenté. Six mois après son retour, elles ont
cessé graduellement. Depuis un an, elles n'ont pas
reparu.

Les eaux de Cauterets ont amélioré l'état de la matrice. Madame D... éprouvait depuis longtemps des
pesanteurs au périnée.

Du 22 juillet au 7 septembre, elle a pris vingt-cinq
bains et douches sulfureuses d'Enghein. Dans les premiers jours, les démangeaisons ont été moins vives ;
la malade s'est lotionnée avec l'eau de guimauve, et
elles ont reparu. Ces lotions ont détruit l'action de
l'eau sulfureuse. Je l'avais engagée à remplacer la guimauve par l'eau de la Pêcherie, ce qu'elle m'assure
avoir fait.

Elle a quitté Enghien sans éprouver d'amélioration
notable. M. Gaubert m'a dit, en octobre 1848, avoir
été obligé de la cautériser avec une solution de nitrate d'argent, ce qui avait mis fin aux accidents.

Il arrive souvent que dans certains genres de der
matoses, les eczémas, par exemple, une amélioration
très-sensible se déclare après les premiers bains, surtout si on les prend à une température de 33 à 34 degrés centigrades. Ordinairement, ce mieux n'est que

passager. Bientôt une recrudescence des symptômes se manifeste, et quelquefois l'irritation est plus forte qu'à l'arrivée du malade ; mais ces cas sont plus rares aux eaux sulfureuses froides qu'à celles thermales parce qu'on peut facilement varier le degré de température et conduire l'exacerbation comme par la main. La durée de cette période de recrudescence varie suivant l'âge, la constitution du malade, et l'acrimonie de la maladie. Faut-il, dans ce cas, cesser l'usage des eaux ou le continuer ? Je me suis expliqué plus haut sur ce sujet. En interrompant les eaux, je le répète, avant que l'impulsion donnée à l'organisme soit suffisante, on s'expose à voir reparaître les irritations et à perdre ainsi le fruit du traitement. Le médecin, seul, peut déterminer ce qui est nécessaire dans chaque circonstance.

On ne saurait trop le dire aux malades atteints de dermatoses chroniques, il vaut mieux ne pas commencer le traitement minéral que de le faire trop court. En ne tenant pas compte de ce conseil, on s'expose à rendre la guérison plus difficile et quelques fois impossible. Cela est vrai, non-seulement pour les eaux d'Enghien, mais encore pour toutes les eaux sulfureuses froides et thermales. Les observateurs éclairés sont d'accord sur ce point.

Quand la maladie a disparu, quel que soit le nombre de saisons, *il est sage d'en faire une autre pour consolider la guérison.* La plupart des récidives sont dues à l'omission de cette mesure.

Il n'y a jamais d'inconvénient à prolonger le traitement d'une maladie invétérée au-delà de la guérison apparente ; le suspendre trop tôt, présente quelquefois de grands dangers.

On voit, par l'*Observation* 25ᵉ, que les irritations déterminées par le traitement se calment sans qu'il soit nécessaire de le suspendre.

Quelquefois il arrive qu'une maladie de peau, qui a résisté aux bains sulfureux, guérit promptement par les bains salins, et *vice versâ*. Il faut une grande habitude pour distinguer ces cas. Je ne puis donner de règles précises ; c'est le tact seul qui doit guider. Cette circonstance augmente, plus qu'on ne le suppose, la responsabilité du médecin.

C'est un préjugé déplorable que de ne pas soigner les enfants aussitôt qu'une maladie de peau se déclare. On la voit ordinairement croître avec l'âge.

Les femmes, vers l'âge critique, éprouvent souvent des symptômes cutanés dont le traitement demande la plus grande circonspection ; la méthode d'*excitation prolongée* jusqu'à *guérison complète* est la seule qui, dans ce cas, ne présente pas de danger.

Parmi les maladies de peau que j'ai eues à traiter à Enghien, les plus rebelles ont été : le *lichen-agrius*, le *psoriasis*, l'*icthyose accidentel.* [1] (On sait que l'icthyose congénial est réputé incurable.)

---

[1] Ceci n'implique pas, bien entendu, que toutes les autres aient été guéries.

Rhumatismes. — Goutte.

Dans les affections rhumatismales, les eaux d'Enghien ne produisent rien de particulier; elles ont le même résultat que les eaux des Pyrénées.

C'est-à-dire :

Les douleurs musculaires cèdent facilement.

Celles des tissus fibreux articulaires et musculaires sont plus résistantes. Les douches perturbatrices ont dans ces cas une utilité incontestable.

On peut déclarer, qu'en thèse générale, ces affections sont soulagées par toutes les eaux minérales, que cet effet soit dû à l'excitation cutanée qu'elles produisent, qu'il soit le résultat de modifications imprimées à la composition du sang; il me serait impossible, aujourd'hui, de tracer un tableau exact des formes rhumatismales dans lesquelles les eaux d'Enghien doivent être préférées aux autres eaux minérales. Cependant, je dois ajouter que lorsque le rhumatisme se complique de goutte, elles sont préférables aux eaux sulfureuses de Barèges, mais elles sont loin de produire les résultats des eaux de Vichy, des eaux de Baden (Suisse), de Néris, etc., et surtout de l'hydrothérapie.

SECTION SEPTIÈME.

Administration des Eaux. — Usage interne. — Bains et Douches, — Hygiène du Baigneur.

USAGE INTERNE.

Les eaux d'Enghien doivent être bues en petite quantité pour commencer. Cette quantité varie suivant la nature de la maladie, la constitution, l'état des organes gastriques, etc. Un demi-verre, matin et soir, mélangé avec autant de lait, est la dose ordinaire. Si les eaux ne fatiguent pas, on peut augmenter rapidement jusqu'à deux et trois verres par jour. On dépasse rarement quatre verres. Je fais couper l'eau avec une infusion de chicorée sauvage, de bardanne, de saponaire, etc., toutes les fois que le système lymphatique prédomine et que les poumons ne sont pas malades, et avec une macération à froid de feuilles de noyer (deux ou trois feuilles dans 500 grammes d'eau), ou de quinquina rouge[1], dans les affections scrofuleuses.

Il est préférable de boire les eaux à jeun, ou quatre heures après le repas. Un exercice modéré favorise leur digestion, mais n'est pas indispensable.

---

[1] Quinquina rouge pulvérisé. . . . . .   4 grammes
Eau de fontaine. . . . . 1,000 grammes
Laissez macérer vingt-quatre heures, et filtrez.

Pendant les premiers jours, quelques personnes éprouvent des rapports nidoreux, un sentiment de plénitude à l'épigastre, de la céphalalgie, etc. Ces phénomènes disparaissent bientôt. S'ils persistent, il faut diminuer la dose de l'eau. Il arrive parfois un peu de constipation (dans certains cas, on l'évite en ne se levant qu'une heure après avoir bu), à laquelle succède la diarrhée. Chez la moitié des malades (quatre à cinq fois sur dix), la constipation persiste pendant toute la durée du traitement; chez d'autres (une à deux fois sur dix), c'est le dévoiement; enfin, environ trois fois sur dix, les déjections alvines ne paraissent nullement influencées [1]. La sécrétion urinaire est activée ou ralentie, en raison inverse de la transpiration cutanée.

La dose, par laquelle j'engage de commencer, paraîtra probablement bien minime. On est dans l'habitude d'appliquer aux eaux d'Enghien ce que Bordeu disait des eaux Bonnes. On sait qu'il les considérait comme *étant très-douces, peu excitantes, et pouvant être prises à la dose de trois ou quatre livres par jour, soit le matin à jeun, soit avant, pendant et après le repas.*

Cette opinion, qu'on s'étonne de voir émise par cet illustre observateur, ne s'appuie pas sur les faits. Prises à cette dose, les eaux Bonnes, quoique peu sulfureuses, feraient périr les trois quarts des malades

---

[1] Ces proportions m'ont paru varier quelquefois avec la température. La constipation est plus rare lorsqu'elle se maintient élevée.

qui vont leur demander la santé. Il est probable que si, depuis Bordeu, les médecins-inspecteurs avaient suivi cette méthode, les eaux Bonnes auraient perdu la juste célébrité qu'elles s'étaient acquise avant lui. Ce que nous disons de ces eaux, s'applique surtout à celles d'Enghien, qui sont beaucoup plus riches en principes minéralisateurs. Un quart de verre de ces dernières a une action aussi énergique qu'un verre des premières[1].

Cette remarque a été vivement exprimée par notre excellent maître, M. Ph. Patissier, dans son rapport fait au nom de la commission des eaux minérales[2].

« Beaucoup de praticiens, dit-il, méconnaissant l'énergie de ces sources (Barèges, Bagnères-de-Luchon, Enghien, Cauterets, Mont-d'Or, etc.), prescrivent aux malades qu'ils y envoient, de boire tous les matins, d'abord, quatre verres de ces eaux, et d'en augmenter la quantité jusqu'à deux litres. Cette dose, qui ne peut être supportée que par un très-petit

---

[1] Les eaux Bonnes contiennent trois fois et demi moins de soufre que celles d'Enghien. Il y a, dans un litre de ces dernières : soufre, 0 gram. 04553, tandis que dans celles de Bonnes, il n'y a que : soufre, 0 gram. 01026. Cette différence ordonne la plus grande prudence ; et si l'on se rappelle que notre confrère des Eaux-Bonnes, le Dr Darrald, qui se recommande par son savoir et une grande pratique de ces eaux, les prescrit, dans les maladies de poitrine, à la dose d'un quart de verre, additionnée de lait ou de tisanne de mauve, on comprendra sans peine le motif qui me fait insister sur ce point.

[2] Ph. Patissier. *Nouvelles recherches sur l'action thérapeutique des eaux minérales*, etc. Rapport fait à l'Académie nationale de médecine, le 5 février 1839.

nombre de buveurs, produit divers accidents que le médecin-inspecteur est obligé de combattre, et qui sont aussi préjudiciables à la santé des malades qu'à la réputation des eaux. »

Cependant, hâtons-nous de le dire, les malades sont plus souvent coupables que les médecins. Ces derniers, en dirigeant leurs clients vers un établissement thermal, les engagent ordinairement à se confier aux soins du médecin-inspecteur. Ce conseil est rarement suivi. Les malades se conduisent à leur guise, font ce qu'ils voient faire à telle personne, ou s'en rapportent à l'avis des donneurs de conseils toujours si nombreux, et suivant les caprices du hasard, guérissent ou aggravent leur état. Si le médecin est consulté, c'est presque toujours lorsqu'une inflammation ou quelqu'autre accident, qui inquiète le malade, s'étant développé, l'usage des eaux doit être différé. C'est ainsi qu'un grand nombre d'individus s'exposent à perdre leur temps et leur argent, heureux encore si la maladie, en attendant la saison suivante, n'a pas fait des progrès qui la rendent incurable.

Les affections chroniques graves des poumons demandent, surtout, une surveillance quotidienne. Un grand nombre d'observations, qui me sont fournies par les praticiens les plus recommandables, m'ont convaincu que les eaux d'Enghien peuvent remplacer celles de Bonnes, et que, dans certains cas, elles leur sont préférables. Le succès dépend, comme pour ces dernières, du mode d'administration.

En dehors même de ces états pathologiques graves

des poumons, l'excitation trop vive produite par l'eau d'Enghien à haute dose est à redouter.

Observation trente-troisième.

Eau d'Enghien bue à haute dose. — Épanchement pleurétique. — Plusieurs points de pneumonie.

Un domestique de l'hôtel des Quatre-Pavillons, jeune et vigoureux, qui avait toujours joui d'une bonne santé, but pendant quinze à dix-huit jours sept à huit verres d'eau sulfureuse de la source Cotte. Au bout de ce temps, il eut un épanchement pleurétique considérable avec plusieurs points de pneumonie, qui nécessita un traitement énergique. La guérison fut difficile et incomplète. Quand le malade retourna dans son pays natal, il y avait, sous les clavicules, une diminution assez notable du bruit respiratoire et un peu de matité.

Cette observation montre qu'il est dangereux de dépasser la limite de la saturation. Cette limite est, toutes choses égales d'ailleurs, plus promptement atteinte chez les sujets faibles que chez ceux qui sont robustes, ce qui permet d'expliquer les exceptions qui frappent si vivement l'esprit des baigneurs. J'ai vu une personne boire pendant un mois dix verres d'eau sulfureuse par jour sans que sa santé ait cessé d'être excellente.

Observation trente-quatrième.

Eau d'Enghien bue à haute dose pendant trois mois. — La tolérance cesse après ce temps, et un demi-verre détermine la fièvre.

Madame D'Et..., âgée de vingt-quatre ans, grande,

brune, d'une bonne constitution, a bu chaque jour,
pendant trois mois, six verres d'eau, pour combattre une affection de la gorge (*pharyngite granuleuse*), sans voir sa santé altérée. Vers les derniers
jours du troisième mois, le sommeil est devenu agité ;
il a repris son calme quand Mme D'Et... a eu cessé de
boire l'eau. A partir de cette époque, un demi-verre
d'eau suffisait pour déterminer la fièvre et l'empêcher
de dormir.

On peut faire des remarques semblables à toutes
les sources minérales. M. le docteur Barthés [1], qui a
étudié, à Vichy, la quantité d'eau nécessaire pour la
saturation, suivant les différences individuelles, parle
de malades auxquels deux verres d'eau minérale (chaque
verre contenait vingt-cinq grammes) suffisaient pour
être complètement saturés, tandis que d'autres ne par-
venaient à donner des traces d'alcalinité qu'après avoir
avalé quinze ou vingt verres d'eau.

J'ai cherché, à l'aide d'un papier trempé dans du
sous-acétate de plomb, à découvrir le moment où le
principe sulfureux se manifesterait dans les sécrétions.
Jusqu'à présent, je n'ai obtenu aucun résultat satisfaisant. Il paraîtra peut-être assez curieux de voir
qu'après le bain ni la transpiration cutanée ni les urines
n'ont donné aucune trace du principe sulfureux. On
sait que les eaux alcalines impriment (*en dehors de la
digestion*) une modification très-notable aux urines,
et appréciable aux réactifs.

[1] *Guide pratique des malades aux eaux de Vichy.* — Paris 1848.

On ne saurait apporter trop de soin à surveiller l'état de l'estomac et des intestins pendant l'usage interne des eaux. C'est de là surtout que dépend le succès. Le malade doit noter les phénomènes qu'il éprouve pour les rapporter au médecin. Celui-ci combattra surtout avec persévérance la constipation. Je préfère la potion purgative officinale ou l'hyposulfite de soude dans les maladies cutanées et les affections scrofuleuses. Dans les affections chroniques de la poitrine, j'emploie, au contraire, l'eau de Sœdlitz mélangée avec du bouillon de veau, à la dose de trois-quarts de verre, tous les quatre ou cinq jours.

La diarrhée est rarement constante; on ne doit pas chercher à l'arrêter quand elle survient chez un asthmatique, qu'elle ne s'accompagne pas de fièvre, et que le malade ne se trouve pas affaibli.

PROPOSITIONS.

1° On boira les eaux à jeun, ou quatre heures après le repas. Un exercice modéré favorise leur digestion.

2° Dans les états pathologiques graves des organes de la respiration et de la digestion, la dose des eaux d'Enghien ne doit jamais dépasser, en commençant, trois ou quatre cuillerées à bouche dans autant de lait chaud d'ânesse ou de vache [1]...;

[1] On pourra opposer aux observations sur lesquelles je me fonde pour proposer une dose si faible, d'autres faits dans lesquels les malades ont bu dans les mêmes conditions, jusqu'à 3/4 de litre, sans être incommodés. Je fe ai remarquer que probablement les eaux employées

3° Il faut, pendant leur usage, examiner tous les jours la poitrine et se tenir en garde contre une amélioration trop rapide, remarque qui a été faite par plusieurs médecins inspecteurs, M. Bertrand, entre autres, à propos des eaux du Mont-d'Or ;

4° Pour toute autre affection, on peut débuter par demi-verre matin et soir ;

5° Dans les maladies de peau, si on veut couper l'eau, il est mieux de le faire avec une tisanne amère (houblon, chicorée sauvage, bardanne, gentiane, etc.);

6° Dans les maladies du système lymphatique, lorsque le sujet est très-faible, qu'il y a apparence de scrofule, on choisira l'infusion de feuilles de noyer ou la macération de quinquina rouge ;

7° La quantité d'eau nécessaire pour la saturation ne peut être fixée *à priori*. Elle varie d'un demi-verre à quinze et vingt verres. Dans le plus grand nombre des cas, elle est de trois à quatre verres.

8° Il ne faut pas cesser brusquement l'usage de l'eau, mais diminuer progressivement la dose.

BAINS [1].

L'usage des bains minéraux a précédé celui de l'eau

étaient altérées. Une bouteille, laissée en vidange pendant quelques heures, ne contient plus après ce laps de temps que des hyposulfites, et a perdu une grande partie de ses propriétés; on évite cet inconvénient en transvasant de suite l'eau sulfureuse dans des petites fioles contenant chacune une dose.

[1] Dans ce chapitre, il n'est absolument question que des eaux d'En-

à l'intérieur. Leurs bons effets, dans la plupart des maladies chroniques, constatés par un grand nombre de guérisons, sont admis partout. Mais quel est le mé-

ghien. J'ai négligé, autant que cela a été possible, les généraltés connues de tout le monde. Ainsi, l'on ne trouvera rien sur les effets physiologiques produits sur l'économie par les bains simples et minéraux. Je renvoie le lecteur aux nombreux écrits qui traitent de ce sujet.

Les plus intéressants sont les suivants :

BAINS DES ANCIENS.

De Balneis. *Omnia quæ extant apud grœcos, Latinos et Arabes, tam medicos quam quoscumque cœterarum artium probatos scriptores : Venet. Apud juntax,* in-fol., 1553.

On trouve dans cet ouvrage, page 80, un petit traité *De Balneis artificialibus,* de MENGHUS FAVENTINUS (MENGHI DE FAENZA). Ce traité est d'autant plus intéressant, qu'avant lui les bains factices étaient à peu près ignorés.

BACCIUS (Andreas). *De thermis, lacubus, fluminibus, balneis totius orbis,* in-fol. *Venet,* 1571, et *Patar,* 1711.

JOUBERT (Laurent). *De Balneis Romanorum et grœcorum.* FRANCFORT, 1645.

BAINS DES MODERNES.

STIX. *De Russorum balneis calidis ac frigidis,* in-4°, *Dorpat,* 1802.

STUART. *De Viribus et usu balneorum, Leyde,* 1707.

DERN (Georg. Phil.) *De Balneis immersivis, eorumque modo agendi. Diss.* in-4°. *Argentorati,* 1768.

HAHN. *De excellenti balneorum usu. Diss.* in-4°, *Wirceb,* 1774.

LEIDENFROST. *Historia medica de balneis frigidis, sanitatis causa,* in-4°, *Duisburg,* 1788.

Cet ouvrage est très-intéressant, aujourd'hui surtout que l'hydrothérapie est venue remettre en vogue l'usage de l'eau froide.

MARCARD (H. M.) *Sur la nature et sur l'usage des bains,* in-8°. *Hanovre,* 1793, *traduit par M. Michel Parant,* 1801, un vol. in-8°.

DUBOIS (Phil.). *Recherches médicales sur les dangers de l'usage fréquent des bains tièdes. (Diss. inaug.)* in-8°, *Paris,* 1803.

ALIBERT. *Précis historique sur les eaux minérales les plus estimées. Paris,* 1818, in-8°, p. 11.

canisme de leur action ? Il est à peu près impossible de répondre à cette question autrement que par des hypothèses, et, comme chacun peut faire celle qui lui

LÉON MARCHANT. *Recherches sur l'action thérapeutique des eaux minérales. Paris,* 1832.

Cet ouvrage a été très-utile à MM. Patissier et Boutron-Charlard pour faire leur manuel.

BOURDON (Isidore). *Guide aux eaux minérales,* 1837. *Paris,* in-18. On trouve, dans cet ouvrage, un article critique sur les eaux d'Enghien, où l'auteur prédit la chute prochaine de l'établissement. Ce chapitre, écrit avec un esprit fin et caustique, est curieux à lire aujourd'hui que la prospérité d'Enghien est assurée par la vertu bien constatée de ses eaux. L'auteur, du reste, est revenu de cette opinion, et consent à leur accorder quelque valeur.

PATISSIER et BOUTRON-CHARLARD. *Manuel des eaux minérales naturelles, avec une carte des eaux minérales,* deuxième édition, in-8. *Paris,* 1837.

Cet excellent ouvrage résume avec une grande lucidité les traités antérieurs, et contient de la page 1 à la page 98, tout ce qu'il est intéressant de savoir sur les bains. Il y a cependant quelques lacunes et certaines inexactitudes, parmi lesquelles je me bornerai à signaler les suivantes :

On trouve, page 52, que la pression que le poids de l'eau exerce à la surface du corps est en raison directe de la masse du liquide ; ce qui est inexact. La pression est en raison directe de la hauteur de la colonne liquide au-dessus du point observé, en tenant compte, bien entendu, de la base de cette colonne, de la densité du liquide, etc.; de telle sorte qu'à profondeur égale, la pression exercée sur un centimètre carré, par exemple, est la même dans un verre d'eau de mer que dans l'Océan. S'il en était autrement, on ne pourrait tremper son doigt dans la mer sans le voir immédiatement écrasé.

Page 50, il est dit qu'on commence l'usage interne des eaux minérales par quelques verres ; cette dose est beaucoup trop forte, et a probablement induit en erreur bien des médecins. Le fait est que, d'une manière générale, on commence l'usage interne des eaux depuis deux cuillerées à bouche jusqu'à trois ou quatre verres.

CORBEL-LAGNEAU. *Traité complet des bains,* in-18. *Paris,* 1845.

Compilation intelligente qui présente un ensemble complet et suffisant pour les gens du monde.

plaît, je crois inutile de fatiguer des miennes l'attention du lecteur.

Il est cependant un point important, démontré par l'expérience, sur lequel on doit être bien fixé. Je vais m'y arrêter quelques instants. Je veux parler de la .température.

La température produit des effets indépendants de la composition chimique, et peut même annuler son influenc e.

Dans le bain froid (10 à 18° cent.), l'absorption cutanée et la transpiration sont nulles[1], la circulation est accélérée;

La sécrétion urinaire est augmentée.

Les bains froids sont surtout employés pour com-

SCHEDEL. *Examen clinique de l'hydrothérapie. Paris,* 1845, in-8. Cet examen a été fait à Græfenberg même, auprès et presque malgré Priessnitz, qui professe un grand dédain pour la médecine et les médecins. L'auteur, secondé par le bienveillant empressement de plusieurs médecins de Berlin, a pu faire une étude complète de l'hydrothérapie, et son livre est l'exposé didactique de la science hydriatique. Cependant on n'y trouve rien sur l'action des douches froides dans le traitement des engorgements chroniques de l'utérus (soit du col, soit du corps de cet organe). Il y est seulement question de la leucorrhée.

L. FLEURY. *Recherches et observations sur les effets et l'opportunité des divers modificateurs dits hydrothérapiques. In Arch. gén. de méd.,* 1848, *tome XVIII,* p. 285. — *Des douches froides appliquées au traitement de la fièvre intermittente. Arch. gén. de Méd.,* 1848. *tome XVI,* p. 280.— *Mémoire sur les douches froides locales et générales, etc., appliquées au traitement des engorgements et des déplacements de la matrice. Gaz. médicale,* 1849, numéros 19, 20, 25 et 26.

[1] Ce fait est vrai pour toutes les espèces de bains, simples ou minéraux, naturels ou artificiels. — Voyez *Recherches expérimentales relatives à l'influence des bains sur l'organisme,* par M. Gerdy, médecin inspecteur des eaux d'Uriage. — (*Arch. gén. de méd.,* 1838.—2e série.)

battre l'excitation nerveuse, soit idiopathique, soit consécutive, soit concomitante. Ainsi, leur usage est utile dans les fièvres dites nerveuses, après les maladies de l'utérus et dans quelques cas de chlorose avec spasmes, névroses des organes digestifs, etc.

Leur durée varie de cinq à quinze minutes.

Le bain tempéré (33 à 35° cent.), favorise l'absorption des principes constituants de l'eau minérale.

C'est le degré où l'action sédative est la plus grande. Jamais il ne doit être dépassé, lorsqu'il y a lésion organique des gros vaisseaux, ou seulement irritabilité du cœur, prédisposition à la congestion, comme dans certains états rhumatiques, dans les palpitations, etc. Je n'ai pas constaté une diminution de plus de 6 pulsations par minute au-dessous de l'état de calme parfait, M. Gerdy en a compté jusqu'à 10 à Uriage.

Les bains sulfureux *tempérés* ne fatiguent pas. On peut en prendre 20 et 40 sans éprouver une diminution sensible des forces.

Les bains chauds (au-dessus de 30° cent.), produisent une grande surexcitation.

L'absorption est très-faible.

Le système cutané se congestionne ; la circulation et la respiration s'accélèrent ; le pouls est plein, fréquent, la face rougit et se couvre de sueur ; et, si l'on prolongeait l'immersion, des accidents graves pourraient survenir.

A cette température l'eau minérale n'agit que fort peu par les sels qu'elle contient.

Dans les affections cutanées, il est souvent utile de

donner des bains d'Enghien à 35 ou 40 degrés centigrades : c'est lorsque l'action seule des sels n'a pu
déterminer une excitation suffisante. Deux ou trois
bains chauds suffisent alors pour la produire. Quand
l'effet cherché est obtenu, au lieu de suspendre le
traitement, il faut le continuer avec les bains tempérés. Dans les maladies de poitrine et les affections
graves du tube digestif, les bains ne doivent être
administrés que très-courts, et encore dans les premières, il est souvent plus sage de se borner à l'usage
interne de l'eau.

DOUCHES.

Les douches offrent au médecin des ressources pré-
cieuses pour combattre un grand nombre d'affections
chroniques. Elles agissent :

1° Par la percussion ;
2° Par la température ;
3° Par la composition de l'eau.

Bien qu'il soit difficile de séparer ces trois modes
d'action, il est cependant nécessaire d'y avoir égard,
si l'on ne veut échouer dans ses tentatives thérapeutiques.

Tous les médecins connaissent l'influence de la percussion. Ils savent qu'elle détermine la résolution des
engorgements des tissus en modifiant leur vitalité, en
favorisant la circulation capillaire. L'usage des douches minérales chaudes ou fraîches contre les engorgements consécutifs aux fractures, aux plaies

d'armes à feu, etc., est si répandu, qu'il me suffit de le mentionner. Rapporter des observations détaillées, n'offrirait pas un grand intérêt. Les douches d'eau d'Enghien agissent, dans ces cas, comme toutes les douches minérales. Je me bornerai à recommander, surtout, leur emploi dans les maladies cutanées ; la guérison est bien plus rapide que par l'usage exclusif des bains.

Dans les douleurs musculaires rhumatismales, on a l'habitude de prendre les douches tempérées, et de produire ainsi une médiocre excitation à la peau. — J'ai essayé très-souvent cette méthode ; elle ne donne pas les avantages qu'on lui suppose. Dans le plus grand nombre de cas, je préfère les douches froides ou très-chaudes. Dans les rhumatismes des tissus fibreux musculaires et articulaires, ceux surtout avec tuméfaction des articulations, raideurs, etc., on se trouve bien des douches écossaises ou perturbatrices (alternativement froides et chaudes) ; on produit, par ce moyen, une perturbation énergique qui donne de bons résultats.

Les douches sulfureuses sont, depuis longtemps, employées avec succès contre les engorgements viscé-raux ; on les donne ordinairement de 28 à 33 degrés centigrades ; je préfère les administrer froides, et les faire suivre d'un bain frais de quelques minutes, ou, dans certains cas, d'un quart-d'heure à 33 degrés centigrades.

Les douches froides peuvent résoudre des *engorgements utérins*, soit hypertrophiques, soit indurés, bien qu'ils soient très-anciens et qu'ils aient résisté à tous les moyens employés, même au fer rouge. Le cautère est, toutes choses égales d'ailleurs, beaucoup plus efficace contre l'engorgement avec ramollissement.

Elles peuvent guérir *des déplacements utérins proprement dits, et certaines inclinaisons (élévation, abaissement, antéversion, rétroversion, obliquités latérales)*, ainsi que le prouvent les faits rapportés par plusieurs médecins, M. Fleury, entre autres[1].

Elles calment les accidents généraux et sympathiques, qui accompagnent presque toujours les affections utérines, et régularisent les règles, en ramenant l'hémorrhagie à l'état physiologique.

Mais c'est en vain qu'on espérerait guérir les ulcérations par l'action seule de l'eau froide. Il faut avoir recours à la cautérisation, dont l'effet est assuré quand l'engorgement a sensiblement diminué.

Dans les affections de cette nature, les douches doivent être données, générales, en pluie ou en nappe, pendant trois à cinq minutes, et locales, c'est-à-dire sur les lombes, l'hypogastre, les aines, l'épigastre et les cuisses, etc., suivant les indications, avec un arrosoir de trois à cinq centimètres, à faible pression, et pendant le même temps. Il faut avoir soin de ne jamais prolonger la douche au-delà du temps qui permet à la réaction de s'opérer (de cinq à dix minutes). Si on négligeait cette indication, il

[1] *Loc. cit.*

en résulterait des congestions viscérales. Après la douche, il faut favoriser la réaction par une promenade à pied au soleil ; quand la marche n'est pas possible, on se mettra au lit et l'on y restera jusqu'à ce que la peau se soit complètement réchauffée. En général, il n'est pas nécessaire de provoquer la transpiration ; au reste, le médecin, seul, peut apprécier l'opportunité.

Pendant l'hémorrhagie mensuelle, il faut se borner aux douches générales. Je me suis expliqué sur ce sujet, en traitant des affections utérines.

Lorsque les différents états pathologiques, dont nous venons de parler, se lient à une altération générale du sang rendue sensible par des symptômes cutanés (éruptions vésiculeuses, etc., etc.) ; quand, en un mot, il y a lieu de soupçonner ce qu'on est convenu d'appeler *diathèse herpétique,* les douches sulfureuses froides ne suffisent pas. Il faut y joindre l'action des différents sels contenus dans l'eau minérale, en favorisant leur absorbtion. On remplit cette indication en faisant prendre, après la douche, un bain sulfureux, d'une demi-heure, à 34 degrés centigrades. Cette méthode m'a donné de très-bons résultats, et je ne saurais trop engager à la suivre.

HYGIÈNE DU BAIGNEUR.

Toutes les questions qui touchent à l'hygiène ont été longuement traitées dans les différents recueils publiés sur les eaux minérales. MM. Patissier et Boutron-Charlard[1], et M. Reveillé-Parise, surtout, ont donné à cette question intéressante tout le soin qu'on était en droit d'attendre de ces auteurs. Leurs ouvrages rendent ma tâche facile; quelques mots suffiront.

Les personnes qui prennent les eaux d'Enghien doivent se soumettre aux précautions suivantes :

1° Se baigner et boire à jeûn ou cinq heures après le repas;

2° Laisser entre chaque dose d'eau minérale une demi-heure d'intervalle au moins;

3° Commencer le traitement interne et externe par l'eau mitigée;

4° La température des premiers bains sera de 33 à 35 degrés centigrades, et leur durée n'excèdera pas trois quart-d'heure;

5° *Ne jamais dépasser la dose prescrite par le médecin,* quelles que soient les sollicitations des personnes étrangères à la médecine;

6° Suivre pour terminer le traitement la même marche que pour le commencer;

7° Porter des vêtements de laine;

8° Éviter l'air frais du soir, c'est-à-dire rentrer quand le soleil disparaît de l'horizon;

9° Alimentation simple : viandes rôties et grillées, peu de sauces, pas d'épices, ni acides, ni crudités; les fruits crus ou cuits, surtout les fruits acides, se digèrent souvent très-mal pendant l'usage des eaux;

10° Manger peu le soir, afin que l'estomac soit entiè-

---

[1] *Ouvr. cit.*, pag. 49 et suiv.

rement débarrassé le lendemain matin pour boire les eaux. Sans contredit, l'ancienne manière de vivre, dans laquelle on dînait à midi, serait la plus favorable.

11° S'abstenir, autant que possible, de toute médication.

Je ne parle pas du repos d'esprit, des distractions, etc., chacun en sait là-dessus autant que le médecin et ne fait que ce que bon lui semble.

Je me borne à ces considérations, pour ne pas répéter ce que tout le monde sait. Le nombre des livres est déjà assez considérable; je ne veux pas l'augmenter sans utilité. Le temps est, aujourd'hui, la chose la plus précieuse; chacun en est avare. Je demande donc pardon au lecteur de tout ce qu'il aura jugé inutile. Qu'il veuille bien se rappeler qu'il ne s'agit que d'études très-incomplètes, qui n'acquerront quelque valeur qu'avec l'aide de chacun.

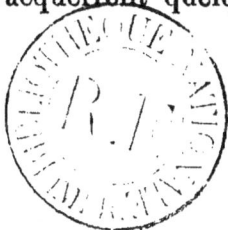

———

Dans la deuxième série, je me propose d'étudier l'action des eaux dans les affections chroniques du tube digestif.

TABLE DES MATIÈRES.

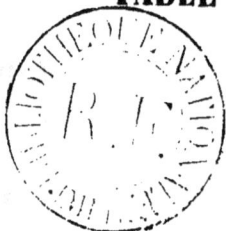

———

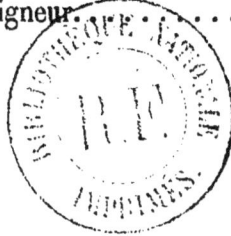

FIN DE LA TABLE DES MATIÈRES.

ERRATA.

Page 50, ligne 11, *au lieu de* soufre, 0,48 gr., *lisez* 0,048

Paris. — Imprimerie d'Ad. BLONDEAU, rue du Petit-Carreau, 32.

www.ingramcontent.com/pod-product-compliance
Lightning Source LLC
Chambersburg PA
CBHW072350200326
41519CB00015B/3725